Традиционални италијански кувар 2023

Регионални рецепти за почетнике

Јово Чупелић

ПРЕГЛЕД САДРЖАЈА

3

5

Пржене лигње

Фритти лигње

Прави 6 до 8 порција

Многи људи ван Италије заправо не изједначавају лигње са лигњама, за које мисле да им се не свиђају. Они само знају да воле "пржене лигње" које су неодољиве као и чипс. У Италији, дуж обале, пржене лигње се служе саме или као део пржене рибе са малим шкампима, помфритом и бебом хоботницом.

На Сицилији су ми пре много година послужили цео тањир ситних целих лигњи пржених на овај начин. Када сам забо виљушку у једну од њих, био сам шокиран када сам открио да кеса са мастилом није уклоњена и да се дубоко љубичасто-црно мастило просуло по мом тањиру. У реду је јести, иако је било неочекивано. У Сједињеним Државама, кесице са мастилом се уклањају из лигњи јер се морски плодови боље чувају без кеса и могу се замрзнути. (Већина лигњи које се овде продају је замрзнута.)

Ове лигње су лагано побрашњене. Када се пржи, формира танак провидни премаз, а иако је хрскав, боја се не мења много.

2 фунте ољуштених лигњи (каламари)

1 шоља вишенаменског брашна

1 кашичица соли

Свеже млевени црни бибер

Маслиново или биљно уље за пржење

1 лимун исечен на коцкице

једно.Направите мали рез на оштром крају сваке лигње. Темељно исперите, пуштајући воду да прође кроз торбу за тело. Оцедите и осушите. Исеците тела попречно на прстенове од 1/2 инча. Ако су велики, преполовите базу сваке групе пипака. СУВ.

2.Поспите брашно на лист депилираног папира и зачините сољу и бибером. Обложите лим за печење папирним убрусима.

3.Сипајте уље 2 инча дубоко у дубоку тешку шерпу или напуните фритезу према упутствима произвођача. Загрејте уље на 370 ° Ф на термометру за пржење, или док мали комад лигње стављен у уље не зацврчи и порумени за 1 минут.

четири.Када се достигне жељена температура, неколико комада лигњи лагано уваљајте у мешавину брашна. Отресите вишак брашна. Умочите комаде хватаљкама у врело уље, пазећи да не преоптерећујете тигањ. Кувајте док лигње не порумене, око 3 минута.

5.Пребаците лигње на папирне убрусе помоћу шупљине. Поновите са преосталим лигњама. Посути сољу. Послужите топло са кришкама лимуна.

венецијанске лигње

Лигње алла Венета

Прави 4 порције

У Венецији се прави од сепија, сипе и њеног мастила. Пошто је сипа тешко доступна, добра замена су лигње. Већина лигњи се овде продаје са уклоњеном кесом са мастилом, иако многе рибље пијаце продају мастило за лигње или сипе у малим пластичним ковертама. Ако је могуће, додајте мало мастила састојцима соса да би сос добио дубоку богату боју и укус. У Венецији се често служи риба<u>Полента</u>направљен од белог, а не жутог кукурузног брашна.

једно/4 маслиновог уља

једно/4 шоље ситно сецканог лука

2 цела чена белог лука

2 фунте лигњи (лигњи), ољуштених и исечених на колутове

2 средња парадајза, огуљена, очишћена од семена и исецкана, или 1 шоља сецканог парадајза из конзерве

једно/2 шоље сувог белог вина

Сол и свеже млевени црни бибер

једно.Сипајте уље у велики тешки тигањ. Додајте лук и бели лук и кувајте на средњој ватри, често мешајући, док лук не порумени, око 10 минута. Избаците бели лук.

2.Додати лигње, парадајз, вино, со и бибер по укусу. Пустите да проври и кувајте док се сос не згусне и лигње не омекша, око 30 минута. Послужите топло.

Лигње са артичокама и белим вином

лигње и карчофи

Прави 4 порције

Слаткоћа артичока доприноси укусу неколико класичних лигурских јела од морских плодова. Ако не желите да се мучите са чишћењем свежих артичока, можете их заменити врећицом смрзнутих срца од артичоке.

11⁄2 фунте лигње (лигње) очишћене

4 средње артичоке

1 чен белог лука, ситно исечен

2 кашике сецканог свежег першуна

ˈᵉᵈⁿᵒ/4 шоље маслиновог уља

1 чаша сувог белог вина

Сол и свеже млевени црни бибер

једно. Лигње добро исперите изнутра и споља. Добро оцедите. Исеците тела попречно на прстенове од 1/2 инча. Исеците пипке на пола кроз базу. СУВ.

14

2.Одрежите артичоке, уклањајући крај стабљике и све спољне листове, док не дођете до бледозеленог средишњег конуса. Малим ножем одрежите све тамнозелене мрље са подлоге. Артичоке преполовите и очистите пахуљасту унутрашњост. Сваку половину исеците на танке кришке.

3.Ставите бели лук, першун и уље у велики тигањ на средњој ватри. Кувајте док бели лук не порумени, око 1 минут. Додајте лигње и посолите по укусу. Додајте вино и ставите да проври на лаганој ватри. Покријте и кувајте 20 минута.

четири.Додајте артичоке и 2 кашике воде. Кувајте 30 минута или док не омекша. Послужите топло.

пуњене лигње на жару

рипиен скуид

Прави 4 порције

Лигње су идеалне за пуњење, али купите велике лигње или ће посао бити заморан. Не попуњавајте телесне шупљине више од пола пута. Током кувања се значајно скупљају, па фил може да пукне ако се превише пуни. Овај рецепт долази из Пуље у јужној Италији.

8 до 12 великих лигњи (лигњи) дужине 6 до 8 инча, ољуштених

1 шоља обичних сувих презли

ⁱᵉᵈⁿᵒ/4 шоље маслиновог уља

2 кашике ренданог Пецорино Романо или Пармигиано Реггиано

1 чен белог лука, ситно исечен

1 кашика сецканог свежег першуна

Сол и свеже млевени црни бибер

1 лимун исечен на коцкице

једно. Направите мали рез на оштром крају сваке лигње. Темељно исперите, пуштајући воду да прође кроз торбу за тело. Оцедите и осушите.

2. Помешајте презле, путер, сир, бели лук, першун, со и бибер по укусу. Одвојите 1/4 шоље смеше. Напуните лигње преосталом смесом, филујте само до пола. Сакријте пипке у врећу за тело и причврстите их дрвеним пијуцима. Уваљајте лигње у преосталу мешавину презла.

3. Поставите роштиљ или сталак за роштиљ око 5 инча од извора топлоте. Загрејте роштиљ или бројлер.

четири. Пеците лигње док не постану непрозирне и лагано порумене, око 2 минута по страни. Пребаците на тањир и послужите топло са кришкама лимуна.

Каламари пуњени маслинама и капарима

рипиен скуид

Прави 4 порције

Лигње (лигње) брзо постају чврсте када се загреју, али постају мекане када се кувају у течности најмање 30 минута. За најбољу текстуру, брзо кувајте лигње тако што ћете их пржити или пећи на роштиљу, или их лагано динстати док не омекшају, као у овом рецепту.

21/2 фунте велике лигње (лигње), дуге 6 до 8 инча, очишћене.

2 кашике маслиновог уља

1 чен белог лука, ситно исечен

једно/2 шоље презле

2 кашике сецканог свежег першуна

2 кашике сецкане гаете или других меких црних маслина

2 кашике исецканих, опраних и осушених капара

једно/2 кашичице сушеног оригана, згњеченог

Сол и свеже млевени црни бибер

Сос

једно/4 шоље маслиновог уља

једно/2 шоље сувог црвеног вина

2 шоље сецканог конзервираног парадајза са њиховим соком

1 велики чен белог лука, лагано згњечен

Прстохват млевене црвене паприке

Со

једно.Направите мали рез на оштром крају сваке лигње. Темељно исперите, пуштајући воду да прође кроз торбу за тело. Оцедите и осушите. Користите нож да одвојите тела од пипака. Оставите тела на страну. Исеците пипке великим ножем или у машини за обраду хране.

2.Сипајте 2 кашике уља у средњи тигањ. Додајте бели лук. Кувајте на средњој ватри док бели лук не порумени, око 1 минут. Баци пипке. Кувајте, мешајући, 2 минута. Додајте презле, першун, маслине, капаре и оригано. Посолите и побиберите по укусу. Уклоните са ватре и оставите да се охлади.

3. Малом кашиком напуните тела лигње мешавином презла, пуните само до пола. Учврстите лигње дрвеним чачкалицама.

четири. Изаберите тигањ довољно велики да стане све лигње у један слој. Сипајте 1/4 шоље уља и загрејте на средњој ватри. Додајте лигње и кувајте, окрећући клештима, док не постану непрозирни, око 2 минута по страни.

5. Додајте вино и прокувајте. Додати парадајз, бели лук, млевену црвену паприку и со по укусу. Довести до кључања. Делимично покријте тигањ поклопцем и кувајте, повремено окрећући, док лигње не омекшају, 50 до 60 минута. Додајте мало воде ако сос постане превише густ. Послужите топло.

Пуњене лигње у римском стилу

Лигње Рипиени алла Романа

Прави 4 порције

Када сам пре много година у Риму учио италијански, често сам ручао у породичној траторији поред школе. Сваког дана место се пунило радницима из оближњих продавница и пословних зграда који су пунили трпезарију тражећи домаће оброке које су служили. Јеловник је био ограничен, али је био јефтин и веома добар. Ово је моје тумачење њихових пуњених лигњи.

11/2 фунте велике лигње (лигње), дуге 6 до 8 инча, очишћене.

1 шоља обичних сувих презли

3 чена белог лука, ситно исецкана

2 кашике ситно сецканог свежег першуна

Сол и свеже млевени црни бибер

5 кашика маслиновог уља

1 велики лук, ситно исецкан

2 шоље ољуштеног, очишћеног од семена и сецканог парадајза

једно.Направите мали рез на оштром крају сваке лигње. Темељно исперите, пуштајући воду да прође кроз торбу за тело. Оцедите и осушите. Пипке ситно исецкати.

2.У чинији помешајте пипке, презле, бели лук, першун, со и бибер по укусу. Додајте 2 до 3 кашике маслиновог уља, или тек толико да навлажите смешу. Малом кашиком напуните лигње мешавином презла, напуните само до пола. Учврстите лигње дрвеним чачкалицама.

3.Сипајте преостале 3 кашике уља у велики тигањ. Додајте лук. Кувајте на средњој ватри, често мешајући, док не омекша, око 10 минута. Додајте парадајз, вино, со и бибер по укусу. Доведите до кључања, а затим смањите топлоту на ниску. Додајте лигње. Покријте и кувајте, повремено мешајући, 50 до 60 минута, или док лигње не омекшају када их пробушите виљушком. Послужите топло.

Мауро хоботница на жару са коморачем и поморанџом

Инсалата ди Полипо

Прави 4 порције

Салата од коморача и поморанџе је класично сицилијанско јело. У овом креативном рецепту мог пријатеља кувара Маура Мафриција, освежавајућа салата преливена хрскавом хоботницом на жару. Обавезно исеците коморач што је могуће тање оштрим ножем, мандолином или врло танким сечивом у машини за обраду хране.

Хоботнице могу изгледати застрашујуће, али им је потребно мало труда да се припреме. Када се правилно кувају, имају благ укус и пријатни су за жвакање. Хоботница се обично продаје у рибљем делу супермаркета или рибљих пијаца замрзнута или одмрзнута. Ако сте купили замрзнуто, одмрзните га у посуди са хладном водом, мењајући воду неколико пута. Овај рецепт се обично прави од малих хоботница, од којих свака тежи око 6 унци. Можете заменити једну велику хоботницу ако нема малих.

4 до 8 беба хоботница тежине око 6 унци свака или 1 велика хоботница тежине око 2 1/2 фунте

5 кашика екстра девичанског маслиновог уља

1 чен белог лука, ситно исечен

2 кашике грубо сецканог першуна

Сол и свеже млевени црни бибер

1 средња луковица коморача

1 кашика свеже цеђеног сока од лимуна, или по укусу

2 или 3 пупчане поморанце, ољуштене и исечене на комаде

1 шоља меких црних маслина као што је Гаета

једно.Прегледајте подножје хоботнице да видите да ли је уклоњен тврди, округли кљун. Исцедите га ако је потребно. Доведите велики лонац воде до кључања. Додајте хоботницу и кувајте док не омекша када се прободе ножем, 30 до 60 минута. Оперите и осушите хоботницу. Исеците велику хоботницу на комаде од 3 инча.

2.У чинији помешајте хоботницу са 3 кашике уља, белим луком, першуном и прстохватом соли и бибера. Оставите да се маринира 1 сат до преко ноћи у фрижидеру

3.Одрежите подножје коморача и одрежите сва оштећена подручја. Уклоните зелене стабљике, остављајући пернате зелене листове, ако постоје, за украс. Исеците коморач по дужини на четвртине и уклоните језгро. Нарежите четвртине попречно на веома танке кришке. Требало би да имате око 3 шоље.

четири.У средњој посуди умутите преостале 2 кашике уља, лимунов сок и со по укусу. Додајте коморач, кришке поморанце, маслине и листове коморача, ако их има, и лагано промешајте.

5.Поставите решетку за роштиљ или тигањ око 4 инча од ватре. Загрејте роштиљ или бројлер. Када је готово, пеците хоботницу на роштиљу, окрећући једном, док не порумени и не постане хрскава, око 3 минута по страни.

6.Подијелите салату од коморача на четири тањира и на врх ставите хоботницу. Послужите одмах.

Хоботница динстана у парадајзу

Полипети у Салса ди Помодоро

Да ли 4

Некада су рибари тукли тек уловљену хоботницу о камење да би била мекша. Али данас, њихово замрзавање и одмрзавање помаже у разбијању чврстих влакана. Кување у води, неополитан метод, осигурава да су мекани. Послужите са доста доброг хлеба да упије сос.

4 до 8 беба хоботница тежине око 6 унци свака или 1 велика хоботница тежине око 2 1/2 фунте

једно/4 шоље маслиновог уља

2 шоље сецканог конзервираног парадајза са њиховим соком

4 кашике сецканог свежег першуна

2 велика чена белог лука, ситно исецкана

Прстохват млевене црвене паприке

Со

једно. Прегледајте подножје хоботнице да видите да ли је уклоњен тврди, округли кљун. Исцедите га ако је потребно. Доведите велики лонац воде до кључања. Додајте хоботницу и кувајте док не омекша када се прободе ножем, 30 до 60 минута. Оцедите и осушите хоботницу, резервишите део течности за кување. Исеците велику хоботницу на комаде величине залогаја.

2. Загрејте уље у великом тешком лонцу на средњој ватри. Додати хоботницу, парадајз, 3 кашике першуна, бели лук, црвену паприку и со по укусу. Комешање. Доведите сос до кључања. Покријте шерпу поклопцем и кувајте на веома лаганој ватри, повремено мешајући, 30 минута. Додајте мало резервисане течности ако се сос превише осуши.

3. Скините поклопац и кувајте још 15 минута или док се сос не згусне. Послужите топло.

салата од шкољки

Инсалата ди Сцунгилли

Прави 4 порције

На Бадње вече, трпеза моје породице је увек била пуна разноврсне рибе и морских плодова сервираних у салатама, печених, пуњених, сосаних и пржених. Мој отац је волео ову салату направљену од шкољки или шкољки — сличне врсте морског пужа — иако смо је увек звали скунгили на напуљском дијалекту.

Хрскави целер употпуњује благо жвакање морских плодова, мада се може заменити свежим коморачем.

1 фунта свеже или смрзнуте шкољке или меса грдобине (сцунгилли)

Со

ᶦᵉᵈⁿᵒ/3 шоље екстра девичанског маслиновог уља

2 нежна ребра целера

2 кашике сецканог свежег першуна

1 чен белог лука, ситно исечен

Прстохват млевене црвене паприке

2-3 кашике свеже цеђеног лимуновог сока

Радич или зелена салата

једно.Ако користите свеж судопер, пређите на корак 2. Ако је судопер замрзнут, ставите га у посуду са хладном водом да га прекрије. Ставите посуду у фрижидер на најмање 3 сата или преко ноћи, с времена на време мењајући воду.

2.Доведите средњу посуду воде до кључања. Додајте љуску и 1 кашичицу соли. Када вода поново прокључа, кувајте док шкољка не омекша када се пробуши виљушком, око 20 минута. Оцедите и осушите.

3.Почните да сечете шкољку на кришке дебљине 1/4 инча. Када дођете до тамне епрувете напуњене сунђерастим материјалом, уклоните је или је исеците и баците, јер може бити песка. Изван кућишта налази се још једна цев коју не треба уклањати. Добро исперите кришке и осушите их.

четири.У средњој чинији помешајте целер, першун, бели лук, црвену паприку, 2 кашике лимуновог сока и прстохват соли. Додајте љуску и укус за зачин, додајте преостали лимунов сок ако је потребно.

5.Оставите у фрижидеру до 1 сат или одмах послужите на подлози од радића или зелене салате.

Потопите у зачињени сос

Сцунгилли у Салса Пиццанте

Прави 6 до 8 порција

Када сам био дете, моја породица је путовала из наше куће у Бруклину у Малу Италију у центру Менхетна по морску храну. Мој отац и стричеви су наручили ово јело, тражећи од конобара да их направи зачињенијим. Плодови мора и сос преливени су преко тврдих фрезел кекса зачињених са пуно црног бибера, чинећи јело још зачињеним. Уместо тога, моја сестра и моји рођаци и ја делили бисмо тањир пржених морских плодова или пуњених шкољки, а да нисмо ни слутили да ћемо икада уживати у тако зачињеном оброку.

Свежу шкољку или трубачу (на италијанском познат као сцунгилли) није лако пронаћи у мом крају, па користим делимично претходно кувану и замрзнуту. Доступан је у већини рибарница. Користим и тостирани хлеб. Али по жељи, фресел се може наћи у многим италијанским пекарама. Изломите их рукама на комаде и попрскајте водом да мало омекшају.

2 фунте делимично кувано свеже или смрзнуто месо шкољке или грдобине (сцунгилли)

једно/3 шоље маслиновог уља

2 велика чена белог лука, ситно исецкана

Прстохват млевене црвене паприке или по укусу

2 (28 оз) конзерве ољуштеног парадајза, сецканог

1 чаша сувог белог вина

Со

2 кашике сецканог свежег першуна

Кришке италијанског хлеба, тостиране

једно.Ако користите свеж судопер, пређите на корак 2. Ако је судопер замрзнут, ставите га у посуду са хладном водом да га прекрије. Ставите посуду у фрижидер на неколико сати или преко ноћи, повремено мењајући воду.

2.Почните да сечете шкољку на кришке дебљине 1/4 инча. Када дођете до тамне епрувете напуњене сунђерастим материјалом, уклоните је или је исеците и баците, јер може бити песка. Изван кућишта налази се још једна цев коју не треба уклањати. Добро исперите кришке и осушите их.

3.Сипајте уље у велику шерпу. Додајте бели лук и млевену црвену паприку. Кувајте на средњој ватри док бели лук не порумени, око 2 минута. Додајте парадајз и њихов сок, вино и со по укусу. Довести до кључања. Кувајте 15 минута на лаганој ватри, повремено мешајући.

четири.Додајте шкољку и пустите да проври. Кувајте, повремено мешајући, док љуска не омекша и сос се згусне, око 30 минута. Ако сос постане превише густ, додајте мало воде. Окусите зачин, по жељи додајте још бибера. Умешајте першун.

5.Ставите кришке тостираног италијанског хлеба на дно 4 чиније за тестенину. Ставите на судопер и одмах послужите.

МИКСЕД СЕАФООД

Кускус са морским плодовима

Кускус

Прави 4 до 6 порција

Кускус датира из деветог века на Сицилији, када су Арапи владали западним делом острва. Некада се правио ручним ваљањем гриза у ситне грануле, али сада се може купити претходно куван (инстант) у било којој продавници. У приморском граду Трапани, кус-кус се припрема са месом, рибом или поврћем. Ово је моја верзија кус-куса од морских плодова коју сам пробао током посете том подручју.

Рибља чорба обично је најбоља уз рибља јела, али пилећа чорба се такође може користити у малом броју; домаће је увек пожељније.

2 шоље рибе илиПилећи бујон

2 чаше воде

1 1/2 шоље инстант кус-куса

Со

једно/4 шоље маслиновог уља

1 велики лук, исецкан

2 чена белог лука, врло ситно исецкана

1 ловоров лист

2 велика парадајза, ољуштена, очишћена од семена и исецкана, или 2 шоље сецканог парадајза из конзерве са соком

4 кашике сецканог свежег першуна

Прстохват млевеног цимета

Прстохват млевених каранфилића

Прстохват свеже млевеног мушкатног орашчића

Прстохват нити шафрана, измрвљен

Прстохват млевене кајенске паприке

Сол и свеже млевени црни бибер

2 фунте филета или одреска рибе од тврдог меса, као што су сабљарка, морска палица, грдобина или шкарпина и шкољке

једно. Проври бујон и воду. Ставите кус-кус у посуду отпорну на топлоту и помешајте са 3 шоље течности и соли по укусу. Оставите преосталу течност на страну. Покријте кус-кус и оставите да одстоји док се течност не упије, око 10 минута. Размутите кус-кус виљушком.

2.Сипајте уље у шерпу довољно велику да држите рибу у једном слоју. Додајте лук и бели лук. Кувајте на средњој ватри, често мешајући, док не омекша, око 10 минута. Додајте ловоров лист и кувајте још 1 минут. Додајте парадајз, 2 супене кашике першуна, цимет, каранфилић, мушкатни орашчић, шафран и кајенски чај. Кувајте 5 минута. Додајте 2 шоље воде, со и бибер по укусу. Довести до кључања.

3.У међувремену, уклоните кожу и кости са рибе. Исеците рибу на комаде од 2 инча.

четири.Додајте рибу у лонац. Покријте и кувајте 5 до 10 минута, или док риба не постане готово непрозирна на свом најдебљем делу. Пребаците рибу на топли тањир кашиком. Покријте и држите на топлом.

5.Додајте кус-кус у лонац. Покријте и кувајте 5 минута или док се не загреје. Пробајте и прилагодите зачине. Додајте мало чорбе ако вам се чини да је кус-кус сув.

6.Распоредите кус-кус на дубоки тањир за сервирање. Ставите рибу на врх. Поспите преосталим першуном и одмах послужите.

Мешано рибље печење

Гран Фритто Мисто ди Песце

Прави 4 до 6 порција

Довољан је танак слој брашна да се направи лагана кора на ситној риби или исеченим комадима лигњи (лигњи). Ову методу можете користити за једну врсту рибе или морских плодова, као што су лигње, или можете користити више врста.

4 оз ољуштене лигње (лигње)

1 фунта врло мале свеже рибе као што је пржење, свеже (не конзервисане) инћуне или сардине, огуљене

4 унце малих шкампа, очишћених и огуљених

1 шоља вишенаменског брашна

1 кашичица соли

Биљно уље за пржење

1 лимун исечен на коцкице

једно.Лигње добро оперите и осушите. Исеците тела на прстенове од 1/2 инча. Ако су велике, сваку групу пипака преполовите преко базе. Није потребно уклањати главе ситне целе рибе као што су инћуни или сардине. Младунци увек остају нетакнути. Рибу добро исперите споља и изнутра. СУВ.

2.Помешајте брашно и со на парчету воштаног папира, па га распоредите.

3.Обложите лим за печење папирним убрусима. Сипајте довољно уља у дубоку, тешку шерпу да достигнете дубину од 2 инча, или ако користите електричну фритезу, пратите упутства произвођача. Загрејте уље на 370 ° Ф на термометру за дубоко пржење, или док комад хлеба од 1 инча у уљу не зацврчи и порумени за 1 минут.

четири.Бaците малу шаку рибе и шкољки у мешавину брашна. Отресите вишак. Користећи клешта, пажљиво спустите рибу у врело уље. Немојте преоптеретити посуду. Пржите док не постану хрскаве и благо златне, око 2 минута.

5.Пребаците рибу на папирне пешкире са шупљикавом кашиком да се оцеде. Загрејте у лаганој рерни. На исти начин пржите и остатак морских плодова. Послужите топло са кришкама лимуна.

Молиссе рибља чорба

Зуппа ди Песце алла Маринара

Прави 6 порција

Рибља чорба Молисе разликује се од других региона по присуству велике количине слатке зелене паприке. Користите дуге италијанске печене паприке или зелене паприке. Идеално би било да ово урадите са што више различитих риба, али ја сам то радио само са лигњама (лигњама) и грдобином и било је јако добро. Кувари Молисеа могу користити јастоге, хоботнице, бранцине или друге врсте чврстог меса.

једно/4 шоље маслиновог уља

11/2 фунте италијанских печених паприка, без семена и исецканих

1 лук, сецкани

Со

2 кашике црвеног винског сирћета

једно/2 лб лигње (каламари), исечене на колутове

1 фунта чврстих одреска или филета беле рибе, исечених на комаде од 2 инча

41

једно/2 лб средњих шкампа, ољуштених, огуљених и исечених на комаде од 1/2 инча

2 кашике сецканог свежег першуна

6 до 12 кришки италијанског хлеба, тост

Екстра дјевичанско маслиново уље

једно.Загрејте уље у великом тигању на средњој ватри. Додајте бибер, лук и со по укусу. Покријте поклопцем и смањите топлоту на ниско. Кувајте, повремено мешајући, док не омекша, око 40 минута. Уклоните са ватре и оставите да се охлади.

2.Остружите садржај тигања у процесор за храну или блендер. процес до глаткоће. Додајте сирће и со по укусу и поново брзо промешајте.

3.Остружите мешавину бибера и лука назад у лонац. Додајте 1 до 2 шоље воде, или довољно да се течност згусне као тешка павлака. Пустите да проври на средње ниској ватри. Додајте лигње и кувајте док не омекшају када их пробушите виљушком, око 20 минута.

четири.Додајте комаде рибе и шкампе. Кувајте док се риба не скува, око 5 минута. Умешајте першун. Послужите топло са препеченим хлебом и мало екстра девичанског маслиновог уља.

Домаћа птица

Италијански кувари имају широк избор живине. Поред пилетине и ћуретине, лако су доступни копун, фазан, бисерка, патка, гуска, голубица, препелица и друге птице.

До краја Другог светског рата пилетина се у Италији једва јела. Живина је била скупа, а жива пилетина је могла да произведе јаја за фармерску породицу, било за храну или за продају. Пилићи су убијани само када постану престари да несу јаја, када је неко у породици био болестан и потребна му је додатна храна или за посебне гозбе. Многи од данашњих рецепата за пилетину некада су се правили од дивљих птица или зеца.

За Божић и друге празнике Италијани често служе копуна. Укус копуна је сличан пилетини, али дубљи и богатији. Пржени копун пуњен месом или хлебом се једе широм Италије. У Емилији Ромањи, копуни се прже и пуне или кувају да би се направио бујон у којем се праве ситни, ручно обликовани тортелини. Један од традиционалних венецијанских рецепата је да се копун исече на комаде, зачини зачинским биљем и кува на пари у свињској бешици да би задржао укус. У Пијемонту се копуни пуне тартуфима и кувају или прже за свечана јела. По жељи, копун се може заменити малом ћурком или великом прженом пилетином.

Већина рецепата у овом поглављу је за пилетину и ћуретину јер је њихово снабдевање у Сједињеним Државама поуздано и стабилно. За добар укус пилетине и ћуретине, радије користим живину без антибиотика. Док су органске птице и птице из слободног узгоја скупље, имају бољи укус, бољу текстуру и боље су за вас.

Без обзира коју врсту живине кувате, уклоните утробу, јетру и све друге делове који се налазе унутар шупљине или у пределу врата. Добро исперите птицу изнутра и споља. Понекад ћете видети перје које је још увек причвршћено, које треба уклонити прстима или пинцетом. Неке врсте живине, као што су пилетина, копун и патка, имају вишак масноће која се може извући или исећи из шупљине. Ако птицу треба кувати целу, преклопите врхове крила преко леђа. Убаците састојке за пуњење или арому, а затим повежите ноге кухињским концем за уредан изглед и равномерније кување.

Неке кокошке, ћурке и друге велике птице имају мали термометар уметнут у груди. Ови уређаји су често нетачни јер се могу зачепити соковима од кувања. Најбоље је да се ослоните на термометар за тренутно очитавање да бисте

45

проверили готовост. Пилетина, ћуретина и копун су готови када бушење бута виљушком пусти бистар сок, а температура у најдебљем делу бута је 170° до 175°Ф (180°Ф за копун) у тренутку. очитати термометар. Уверите се да термометар не додирује кост (у супротном температура може бити виша од температуре меса). У Италији се добро једу препелице, гуске и патке, са изузетком пачјих прса. Када се кувају, пачја прса се обично служе средње ретке.

ПИЛЕЋИ КОТЛЕТИ (СКАЛОПИН)

Сцаллоппинс су танке кришке меса или живине без костију и коже, које се на енглеском обично називају котлети. Могу се правити са било којом врстом меса, а понекад чак и са тврдом рибом, али у Сједињеним Државама су најчешће телетина, пилетина и ћуретина. Иако нису најукуснији резови, капице или котлети су мекани, брзо се кувају и добро се слажу са разним зачинима, што их чини добрим избором за брза јела.

Телеће капице су најтипичније за италијанску кухињу, али добра телетина је скупа и није лако доступна, због чега многи кувари у Сједињеним Државама користе пилеће или ћуреће котлете.

Када купујете пилеће котлете, потражите целе, добро исечене кришке. Код куће проверите да ли су кришке довољно танке, најбоље је не више од 1/4 инча.

Ако је месо дебље или сече неравномерно, ставите кришке између два листа воштаног папира или пластичне фолије. Нежно их откуцајте глатким предметом, као што је чекић за месо. Јефтин гумени чекић за водовод из продавнице гвожђа ради посао сасвим добро. Немојте користити чекић са грубом површином који је дизајниран да разбије влакна и омекша месо, и немојте ударати превише јако, јер ћете на крају добити ситно сецкано месо уместо танких, равних пљескавица.

Француски пилећи котлети

полло на француском

Прави 4 порције

Многи италијанско-амерички ресторани су служили ове котлете у лаганој кори од јаја са сосом од лимуна. Не знам зашто се зове Францесе, што значи „на француском", али можда зато што се сматрало елегантним. Још увек је омиљен и има одличан укус са грашком од путера или спанаћем.

11/4 фунте танко исечених пилећих котлета

Сол и свеже млевени црни бибер

2 велика јаја

једно/2 шоље вишенаменског брашна

једно/2 шољеПилећи бујонили купљен у продавници

једно/4 шоље сувог белог вина

2-3 кашике свеже цеђеног лимуновог сока

3 кашике маслиновог уља

3 кашике несланог путера

1 кашика свежег першуна

1 лимун исечен на коцкице

једно.Ставите комаде пилетине између два листа пластичне фолије. Нежно истуците кришке на дебљину од око 1/4 инча. Поспите пилетину сољу и бибером.

2.У плиткој чинији умутите јаја са сољу и бибером док се добро не сједине. Поспите брашно на лист воштаног папира. Помешајте темељац, вино и лимунов сок.

3.У великом тигању загрејте путер са путером на средњој ватри док се путер не отопи. Котлете умочите у брашно тек толико да стану у тепсију у једном слоју. Затим их умочите у јаје.

четири.Поређајте кришке на тигању у једном слоју. Пржите пилетину до златно смеђе боје на дну, 2 до 3 минута. Окрените пилетину хватаљкама и пржите другу страну још 2-3 минута. Подесите топлоту тако да уље не гори. Пребаците пилетину на тањир. Покријте фолијом и држите на топлом. Поновите са преосталом пилетином.

5.Када је сва пилетина кувана, додајте мешавину темељца у шерпу. Појачајте ватру и кувајте, стружући тигањ, док се сос мало не згусне. Умешајте першун. Вратите комаде пилетине у тигањ и окрените их једном или двапут у сосу. Послужите одмах са кришкама лимуна.

Пилећи котлети са босиљком и лимуном

Сцалоппине ди Полло ал Басилицо е Лимоне

Прави 4 порције

Италијани кажу: "Што расте, иде заједно" и то свакако важи за лимун и босиљак. Пробао сам ово елегантно, али брзо и једноставно јело у веома лепом хотелу Куисисана на острву Капри на обали Напуља. Послужите уз науљени спанаћ или шпаргле и флашу фалангине, ароматичног белог вина из региона Кампаније.

11⁄4 фунте танко исечене пилеће или ћуреће пљескавице

Сол и свеже млевени црни бибер

3 кашике несланог путера

1 кашика маслиновог уља

2 кашике свежег лимуновог сока

12 листова свежег босиљка, наслаганих и танко исечених

једно. Ставите комаде пилетине између два листа пластичне фолије. Нежно истуците кришке на дебљину од око 1/4 инча. Пилетину добро поспите сољу и бибером.

2.Растопите 2 кашике путера у великом тешком тигању. Када
се путер отопи, додајте онолико комада пилетине колико
стане, а да се не додирују. Кувајте пилетину док не
порумени, око 4 минута. Окрените пилетину и браон на
другу страну, још око 3 минута. Пребаците комаде на тањир.
Поновите са преосталом пилетином, ако је потребно.

3.Уклоните лонац са ватре. Додајте преостало уље, лимунов
сок и босиљак у тигањ и лагано промешајте да се уље
растопи. Вратите комаде пилетине у тигањ и вратите на
ватру. Окрените комаде пилетине једном или двапут у сосу.
Послужите одмах.

Пилећи котлети са жалфијом и грашком

Сцалопин ди Полло ал Писелли

Прави 4 порције

Овде су пилећи котлети упарени са жалфијом и грашком и изгледају сјајно колико и укусно. Ако користите смрзнути грашак и немате времена да га делимично одмрзнете, једноставно баците грашак у кипућу воду на 1 минут, или исперите или потопите у веома врућу воду. Добро их оцедите пре него што наставите.

11/4 фунте танко исечених пилећих котлета

Сол и свеже млевени црни бибер

2 кашике несланог путера

2 кашике маслиновог уља

12 свежих листова жалфије

2 шоље ољуштеног свежег грашка или делимично одмрзнутог смрзнутог грашка

1-2 кашике свеже цеђеног лимуновог сока

једно.Ставите комаде пилетине између два листа пластичне фолије. Нежно истуците кришке на дебљину од око 1/4 инча. Пилетину добро поспите сољу и бибером.

2.У великом тигању истопите путер са маслиновим уљем на средњој ватри. Осушите пилетину. Додајте пилетину и жалфију у тигањ. Кувајте пилетину док не порумени, око 4 минута. Преокрените комаде хватаљкама и порумените на другој страни, још око 3 минута. Пребаците комаде на тањир.

3.Додајте грашак и лимунов сок у тигањ и добро промешајте. Посолите и побиберите по укусу. Покријте и кувајте 5 минута или док грашак не омекша.

четири.Вратите комаде пилетине у тигањ и кувајте, окрећући једном или два пута, док се не загреју. Послужите топло.

Пилетина са горгонзолом и орасима

Пети ди Полло са Горгонзолом

Прави 4 порције

Горгонзола је кремасти плави сир од крављег млека из регије Ломбардија. Кремасти бели сир са плаво-зеленим пругама јестивог пеницилинског плесни. Горгонзола се лепо топи, а кувари у региону је користе за припрему тестенина и сосова за месо. Ово је најукуснији сос за ћуфте. Посипање сецканим орасима даје јелу додатну хрскавост. Послужите пилетину са сотираним печуркама и свежим броколијем.

11/4 фунте танко исечених пилећих котлета

једно/2 шоље вишенаменског брашна

Сол и свеже млевени црни бибер

2 кашике несланог путера

1 кашика маслиновог уља

једно/4 шоље ситно сецкане љутике

једно/2 шоље сувог белог вина

4 унце горгонзоле без коре

2 кашике ораха, грубо исецканих и тостираних

једно.Ставите комаде пилетине између два листа пластичне
фолије. Нежно истуците кришке на дебљину од око 1/4
инча. На листу воштаног папира помешајте брашно, со и
бибер по укусу. Умочите пилеће котлете у смесу.
Протресите да бисте уклонили вишак.

2.У великом тигању на средњој ватри истопите путер са
путером. Додајте пилетину и кувајте док не порумени, око 4
минута. Преокрените комаде хватаљкама и порумените на
другој страни, још око 3 минута. Пребаците пилетину на
тањир и држите на топлом.

3.Додајте лук у тигању и кувајте 1 минут. Додајте вино и
кувајте, стружући дно шерпе, док се мало не згусне, око 1
минут. Смањите ватру на минимум. Вратите комаде
пилетине у тигањ и окрените их једном или двапут у сосу.

четири.Сир исеците на кришке и ставите их на пилетину.
Покријте и кувајте док се мало не отопи, 1 до 2 минута.

5.Поспите орасима и одмах послужите.

Пилећи котлети са салатом

Сцалоппине ди Полло а л'Инсалата

Прави 4 порције

У омиљеном њујоршком ресторану Дал Бароне, велики пилећи котлети пржени у презлама са хрскавим преливом за салату звали су ореццхие ди елефанте, „слонове уши". Иако је ресторан затворен пре неколико година, и даље кувам њихове пилеће котлете на свој начин. Послужите са зрелим крушкама и сиром за десерт.

11/4 фунте танко исечених пилећих котлета

2 велика јаја

једно/2 шоље свеже ренданог Пармигиано Реггиано

2 кашике сецканог свежег першуна

Сол и свеже млевени црни бибер

1-2 кашике вишенаменског брашна

једно/4 шоље маслиновог уља

Салата

2 кашике екстра девичанског маслиновог уља

1-2 кашике балзамичког сирћета

Сол и свеже млевени црни бибер

4 шоље зелене салате, исечене на мале комаде

јено/4 шоље ситно исеченог црвеног лука

1 средње зрео парадајз, исечен на коцкице

једно.Ставите пилеће котлете између два листа пластичне фолије. Нежно истуците пљескавице на дебљину од 1/4 инча.

2.У средњој чинији умутите јаја са сиром, першуном, сољу и бибером по укусу. Додајте довољно брашна да добијете глатку пасту довољно густа да обложите пилетину. Обложите тањир или плех папирним убрусима.

3.У великом тигању на средњој ватри загрејте 1/4 шоље маслиновог уља док кап мешавине јаја не зацврчи док се додаје.

четири.Умочите пљескавице у смесу од јаја тако да буду добро премазане. Ставите таман толико пљескавица у тигањ да се удобно уклапају у један слој. Кувајте док не порумени, око 4 минута. Окрените пилетину хватаљкама и пржите другу страну још око 3 минута. Оцедити на папирним убрусима. Пребаците у тањир, прекријте фолијом и држите на топлом. На исти начин припремите и остале ћуфте.

5. У великој чинији умутите 2 кашике маслиновог уља, сирће, со и бибер по укусу. Додајте састојке за салату и добро промешајте.

6. Поспите пљескавице салатом и одмах послужите.

Пилеће ролнице са сосом од инћуна

Инволтини цон Салса ди Аццуугхе

Прави 4 порције

Инћуни додају укусан укус сосу ових једноставних пилећих ролница. Ако не желите да користите инћуне, замените их сецканим капарима.

једно/4 шоље несланог путера

4 филета инћуна, осушена и исецкана

1 кашика сецканог свежег першуна

једно/4 кашичице свеже нарибане лимунове коре

8 танко исечених пилећих котлета

Свеже млевени црни бибер

8 танких кришки увозног италијанског пршута

једно. Ставите сталак у средину рерне. Загрејте рерну на 400 ° Ф. Подмажите мали тигањ уљем.

2.У малом тигању истопите путер са инћунима на средњој ватри, згњечите инћуне задњом страном кашике. Умешајте першун и лимунову корицу. Оставите сос на страну.

3.Ставите комаде пилетине између два листа пластичне фолије. Нежно истуците кришке на дебљину од око 1/4 инча. Положите комаде пилетине на равну површину. Поспите бибером. На сваку кришку ставите парче пршуте. Уролајте кришке по дужини. Положите ролнице шавом надоле на плех.

четири.Прелијте пилетину сосом. Пеците 20 до 25 минута, или док сок не исцури када се пилетина исече на најдебљи део. Послужите топло.

Пилеће ролнице у црвеном вину

Роллатини ди Полло ал Вино Россо

Прави 4 порције

Црвено вино боји ове тосканске ролнице пилећих прса у кестењасто и претвара их у укусан сос. Бели лук, зачинско биље и танке кришке пршуте су типични преливи. Иако је пршута из Парме веома добра и најпознатија сорта у Сједињеним Државама, сада су доступне и друге врсте ван Парме, као што је пршута Сан Даниеле из Фурланије, и иако се мало разликују, подједнако су добре.

Најважније је пронаћи добар извор пршуте. Продавци треба да знају како да исеку месо веома танко, а да га не згњече, и како да пажљиво положе кришке на воштани папир да се не би лепиле.

1 кашика сецканог свежег рузмарина

1 кашика сецкане свеже жалфије

1 чен белог лука, веома ситно исечен

8 танко исечених пилећих котлета

Сол и свеже млевени црни бибер

8 кришки увезене италијанске пршуте

2 кашике маслиновог уља

1 чаша сувог црног вина

једно. У малој чинији помешајте рузмарин, жалфију и бели
лук.

2. Положите пљескавице на равну површину. Поспите
мешавином биљака и зачините сољу и бибером по укусу. На
врх ставите парче пршуте. Омотајте пљескавице по дужини
и завежите кухињским концем.

3. Загрејте уље у великом тигању на средњој ватри. Додајте
пилетину и кувајте, често окрећући хваталькама, док не
порумени са свих страна, око 10 минута.

четири. Додајте вино и кувајте, повремено окрећући комаде,
док пилетина не буде потпуно кувана и најдебљи део не
буде бистар када се исече, око 15 минута.

5. Пребаците пилеће ролнице на тањир за сервирање.
Прелијте их сосом и одмах послужите.

ПИЛЕЋИ ДЕЛОВИ

Пилетина "Ђаво"

Полло алла ђаво

Прави 4 порције

Мали љути црвени чили се у неким регионима назива пеперонцини, "паприка", а у другим дијаволици, "имп". Тосканско име ове пилетине је због присуства млевене црвене паприке.

За ово јело волим да користим сецкане комаде пилетине. На овај начин могу да кувам ноге и бутине мало дуже од нежнијих крилаца и прса.

1 пилетина (око 3 фунте), исечена на 8 делова

ʲᵉᵈⁿᵒ/3 шоље свеже цеђеног сока од лимуна

ʲᵉᵈⁿᵒ/4 шоље маслиновог уља

Великодушан прстохват млевене црвене паприке

Со

једно.Користећи куварски нож или маказе за живину, одвојите врхове крила од пилетине.

2.У већој плиткој посуди помешајте лимунов сок, уље, црвену паприку и со по укусу. Додајте комаде пилетине. Покријте и маринирајте на собној температури 1 сат, с времена на време окрећући комаде.

3.Поставите решетку за роштиљ или тигањ око 5 инча од извора топлоте. Загрејте роштиљ или бројлер.

четири.Када будете спремни за кување, извадите пилетину из маринаде и осушите је. Ставите пилећу кожу на извор топлоте. Пеците на роштиљу или пржите, повремено подливајући маринадом, док добро не порумени, око 10 до 15 минута. Окрените пилетину и кувајте док пилећи сок не исцури када ножем пробушите најдебљи део бута, још око 10 до 15 минута. Послужите топло.

Хрскава пржена пилетина

Полло Росолато

Прави 4 порције

Пилетина у хрскавим презлама и глазуром од сира има одличан укус свеже кувана и врућа, али може да се послужи и хладна следећег дана. Планирајте италијански пикник са овом пилетином слатки и кисели кромпир, салата од зеленог пасуља, и сецкани парадајз.

1 пилетина (око 3 1/2 фунте), исечена на комаде величине залогаја

Сол и свеже млевени црни бибер

јeдно/2 шоље обичних сувих презли

2 кашике свеже ренданог пармезана Реггиано

1 велики чен белог лука, ситно исечен

јeдно/2 кашичице сушеног оригана, згњеченог

Око 2 кашике маслиновог уља

јeдно. Поставите сталак за печење око 5 инча од извора топлоте. Загрејте бројлер.

2.Осушите пилетину. Поспите сољу и бибером. Ставите пилећу кожу са страном надоле на решетку. Пирјајте пилетину док не порумени, око 10 минута. Окрените пилетину и кувајте још 10 минута.

3.Док се пилетина кува, у средњој чинији помешајте презле, сир, бели лук, оригано, со и бибер по укусу. Додајте довољно уља да добијете густу пасту.

четири.Уклоните посуду из пећнице. Подесите температуру рерне на 350 ° Ф.

5.Покријте кожу пилетине мешавином презли, тапкајући је док се не залепи. Ставите плех на средњу решетку рерне и пеците још око 10-15 минута, док сок не исцури када пилетину прободете ножем у најдебљи део бута, а кора добро порумени. Послужите топло или на собној температури.

Маринирана пилетина на жару

Полло алла Григлиа

Прави 4 порције

За све што је пекао на роштиљу у маринаду су увек додавани сирће, бели лук и зачинско биље, типични састојци из области Напуља одакле је била породица мог оца. Обично је то била мента, свежа собна биљка или сушена, мада је понекад заменио свеж першун или сушени оригано. Користио га је на пилетини, плавој риби и одресцима и резултати су увек били невероватни.

Пошто киселина у сирћету заправо може да "скува" било коју храну богату протеинима са којом дође у контакт, немојте маринирати нежну рибу дуже од 30 минута. Пилетина и говедина могу маринирати дуже и апсорбовати више укуса из маринаде.

једно/2 шоље црвеног винског сирћета

2 велика чена белог лука, сецкана

2 кашике сецкане свеже нане или першуна или 1 кашичица сушеног оригана, згњеченог

Сол и свеже млевени црни бибер

1 пилетина (око 3 1/2 фунте), исечена на 8 порција

једно.У плиткој посуди која не реагује, помешајте сирће, бели лук, зачинско биље, со и бибер по укусу. Додајте комаде пилетине. Покријте и ставите у фрижидер на неколико сати или преко ноћи.

2.Поставите роштиљ или сталак за печење око 5 инча од извора топлоте. Загрејте роштиљ или бројлер.

3.Уклоните пилетину из маринаде. Осушите пилетину. Ставите пилећу кожу на извор топлоте. Пеците на роштиљу или пеците 12 до 15 минута или док не порумени. Окрените пилетину и кувајте још 10 до 15 минута, или док пилећи сок не исцури ако ножем пробушите најдебљи део пилећег бута. Послужите топло или на собној температури.

Печена пилетина са кромпиром и лимуном

Полло ал Форно џон Патате е Лимоне

Прави 4 порције

Један од мојих омиљених ресторана на острву Капри је Да Паолино, који се налази у шумарку лимуна. Мој муж и ја смо једне вечери уживали у тихој вечери уз свеће када је изненада густ, зрео лимун са дрвета изнад нас ударио у чашу, прскајући воду по целом столу.

Мислим на овај инцидент сваки пут када кувам пилетину са лимуном. Ово је типично домаће јело које се припрема на југу Италије, где има доста агрума.

2 средња лимуна

1 кашика маслиновог уља

1 кашика сецканог рузмарина

2 чена белог лука, исецкана

Сол и свеже млевени црни бибер

1 пилетина (око 3 1/2 фунте), исечена на 8 порција

71

1 фунта вишенаменског кромпира, ољуштеног и исеченог на осмине

једно.Ставите сталак у средину рерне. Загрејте рерну на 450 °
Ф. Намажите маслацем посуду за печење довољно велику да
држите све састојке у једном слоју.

2.Исеците један лимун на танке кришке. Исцедите сок од
преосталог лимуна у средњу посуду.

3.Додајте уље, рузмарин, бели лук, со и бибер по укусу у
чинију и умутите док не постане глатка.

четири.Оперите комаде пилетине и осушите их. Ставите
пилетину у лонац. Прелијте мешавину лимуновог сока
преко пилетине, окрећући комаде да се обложе са свих
страна. Положите комаде пилетине са кожом нагоре.
Преклопите кромпир и кришке лимуна око пилетине.

5.Пеците пилетину 45 минута. Сипајте сок из шерпе.
Наставите са печењем, повремено подливајући уљем, још 15
минута, или док пилетина не порумени, а кромпир омекша.

6.Пребаците садржај тигања на тањир за сервирање. Прелијте
пилетину соком и послужите.

Сеоска пилетина са поврћем

Полло алла Паесана

Прави 4 порције

Пре неколико година посетио сам Емилију-Ромању да сазнам како се прави Пармигиано-Реггиано. Посетио сам фабрику сира где ми је власник свакодневно показивао како се прави сир. Након обиласка и часа прављења сира, мој домаћин ме је позвао да се придружим његовој породици и колегама на ручку. Када смо ушли у кухињу велике сеоске куће, његова жена је управо вадила велике тепсије пилетине и поврћа из рерне. Пробали смо домаћу саламу и бели хлеб у облику ракова, типичан за регион, познат као цоппиа („свеж хлеб") јер се састоји од два дела спојена. Десерт је био што једноставнији: кришке зрелих сочних крушака и влажни одлежани пармезан.

Ово јело треба посуду за тепсију која је довољно велика да држите сву пилетину и поврће у једном слоју, иначе ће се састојци испарити и неће правилно порумени. Ако немате једну довољно велику, користите две мање шерпе, равномерно поделите састојке између њих.

Варирајте ово јело у зависности од сезонског поврћа и онога што имате при руци. Можете додати сецкану репу, бундеву или паприку или пробати шаку чери парадајза.

једно/2 до 1 шоља домаћеПилећи бујон, или купљен у продавници

4 велика чена белог лука, ситно исецкана

2 кашике сецканог свежег першуна

2 кашике сецканог свежег рузмарина

једно/4 шоље маслиновог уља

Сол и свеже млевени црни бибер

1 паковање (10 унци) вргања, исечено на пола или на четвртине ако је велико

6 средњих кромпира, ољуштених и исечених на осмине

2 средње шаргарепе, исечене на комаде од 1 инча

1 средњи лук, исечен на осмине

1 пилетина (око 3 1/2 фунте), исечена на 8 порција

једно.Припремите пилећу супу ако је потребно. Ставите сталак у средину рерне. Загрејте рерну на 450 ° Ф.

Изаберите посуду за печење довољно велику да држите све састојке у једном слоју или користите два. Подмажите тигањ или тигање уљем.

2.Ставите бели лук, першун и рузмарин у малу чинију и умешајте уље. Посолите и побиберите по укусу.

3.Разбацајте печурке, кромпир, шаргарепу и лук у лонац. Додајте половину мешавине биљака и добро промешајте. Премажите комаде пилетине преосталом мешавином биља. Ставите пилетину, са кожом нагоре, у тигањ, шиверћи поврће око њих.

четири.Пеците 45 минута. Прелијте пилетину соком из тигања. Ако вам се чини да је пилетина сува, додајте мало пилећег бујона. Наставите са печењем, повремено подливајући, још 15 минута или док пилећи сок не исцури када га ножем пробушите у најдебљем делу бутина и док кромпир не омекша. Ако пилетина није довољно порумена, ставите тепсије испод печења на 5 минута или док кожа не порумени и не постане хрскава.

5.Пребаците пилетину и поврће на тањир за сервирање. Нагните тигањ и великом кашиком скините масноћу. Ставите тигањ на средњу ватру. Додајте око 1/2 шоље пилећег темељца и остружите дно лонца. Проври сок и кувајте док мало не испари, око 5 минута.

6.Пилетину и поврће прелијте соком и одмах послужите.

Пилетина са лимуном и белим вином

Поло ало Скарпаријело И

Прави 4 порције

Сцарпариеллозначи „обућарски стил", а постоје многе теорије о томе како је настао назив овог рецепта. Неки кажу да комадићи исецканог белог лука изгледају као главе ексера у ципели, док други кажу да је то био брзи оброк који је направио заузети постолар. Највероватније, ово је италијанско-амерички изум, који је паметан угоститељ дао италијанско име.

Постоји много варијанти овог јела и све што сам пробао је било укусно. Типично, пилетина се исече на мале комаде познате као спецатино, од спеззаре, "нарезати" тако да комади могу да упију више укусног соса. То можете да урадите код куће секачем или тешким ножем, или нека ваш месар скува пилетину за вас. Ако желите, можете једноставно исецкати пилетину у зглобовима на порције.

1 пилетина (око 3 1/2 фунте)

Сол и свеже млевени црни бибер

3 кашике маслиновог уља

2 кашике несланог путера

3 велика чена белог лука, ситно исецкана

3 кашике свеже цеђеног сока од лимуна

3/4 шоље сувог белог вина

једно/4 шоље сецканог свежег першуна

једно.Одрежите крајеве пилећих крила и репа. Одложите их за другу употребу. Користите велики, тешки нож или секач да исечете пилетину на зглобовима. Исеците груди, бутине и ноге на комаде дебљине 2 инча. Оперите комаде и осушите. Све поспите сољу и бибером.

2.Загрејте уље у тигању од 12 инча на средњој ватри. Додајте комаде пилетине у једном слоју. Кувајте, повремено окрећући, док комади добро не порумене, око 15 до 20 минута.

3.Смањите топлоту на средњу. Оцедите маст кашиком. Ставите путер у шерпу, а када се отопи додајте бели лук. Комаде пилетине истресите у уље и додајте лимунов сок.

четири.Додајте вино и прокувајте. Покријте и кувајте, повремено окрећући комаде, док пилећи сок не буде бистар када га прободете ножем у најдебљи део бута, око 10 минута.

5.Ако је остало много течности, пренесите пилетину у тањир за сервирање и држите на топлом. Укључите јаку ватру и кувајте док се течност не смањи и згусне. Додати першун и прелити преко пилетине.

Пилетина са кобасицама и киселим паприкама

Полло алло Сцарпарелло ИИ

Прави 6 порција

Пилећи сцарпарелло је овде вероватно постао популаран пре Другог светског рата, када су многи италијански имигранти у овој земљи отварали ресторане у насељима великих градова познатих као Мала Италија. Мало њих је било професионалних кувара, а многа јела која су служила била су заснована на домаћој кухињи, допуњена обиљем састојака које су налазили у земљи.

Ево друге верзије пилетине у стилу ципела. Са кобасицом, сирћетом и киселим паприкама, то уопште није истоПилетина са лимуном и белим виномрецепт. А има и много других верзија. Пилећи сцарпарелло, без обзира на порекло, је укусан и задовољавајући.

јено/4 шоље домаћеПилећи бујон, или купљен у продавници

1 пилетина (око 3 1/2 фунте)

1 кашика маслиновог уља

1 фунта свињске кобасице у италијанском стилу, исечена на комаде од 1 инча

Сол и свеже млевени црни бибер

6 великих чена белог лука, танко исечених

1 шоља киселих слатких паприка из конзерве, исечене на мале комаде

једно/4 шоље течности за кисељење бибера или белог винског сирћета

једно.Припремите пилећу супу ако је потребно. Одрежите крајеве пилећих крила и репа. Одложите их за другу употребу. Користите велики, тешки нож или секач да исечете пилетину на зглобовима. Исеците груди, бутине и ноге на комаде дебљине 2 инча. Исперите делове и добро осушите.

2.Загрејте уље на средњој ватри у тигању довољно великом да држите све састојке. Додајте комаде кобасице и добро пропржите са свих страна, око 10 минута. Пребаците комаде на тањир.

3.Ставите комаде пилетине у лонац. Поспите сољу и бибером. Кувајте, повремено мешајући, док не порумени, око 15 минута. Поспите бели лук око пилетине и кувајте још 2-3 минута.

четири.Нагните тигањ и кашиком оцедите већину масти. Додајте кобасице, бујон, бибер и бибер течност или сирће. Укључите топлоту. Кувајте, често мешајући и преливајући течност комаде, док течност не испари и док се не формира лагана глазура, око 15 минута. Послужите одмах.

Пилетина са целером, капарима и рузмарином

Полло алла Цацциатора Сицилиана

Прави 4 порције

Ово је сицилијанска верзија алла цацциатора, пилетине "жене ловца". Целер је пријатан додир који додаје лагано хрскање сосу. Сицилијанци то често раде са зецем.

2 кашике маслиновог уља

1 пилетина (око 3 1/2 фунте), исечена на 8 комада

Сол и свеже млевени црни бибер

ᵉᵈⁿᵒ/3 шоље црвеног винског сирћета

ᵉᵈⁿᵒ/2 шоље сецканог целера

ᵉᵈⁿᵒ/4 шоље капара, опраних и исецканих

1 гранчица свежег рузмарина

једно.Загрејте уље у великом тигању на средњој ватри. Осушите пилетину папирним убрусима. Додајте комаде пилетине, посолите и побиберите по укусу. Кувајте, повремено окрећући, док не порумени, око 15 минута. Нагните тигањ и кашиком скините масноћу.

2. Пилетину прелијте сирћетом и прокувајте. Поспите целер, капаре и рузмарин око пилетине.

3. Покријте и кувајте, повремено окрећући комаде, око 20 минута, или док пилетина не омекша и док већина сирћета не испари. Ако на крају кувања остане превише течности, пренесите комаде пилетине у тањир за сервирање. Појачајте ватру и кувајте течност док се не смањи.

четири. Пребаците пилетину на тањир. Нагните тигањ и великом кашиком скините масноћу. Додајте мало воде и остругите дно лонца дрвеном кашиком. Прелијте пилетину соком и одмах послужите.

Роман Цхицкен

Полло алла Романа

Прави 4 порције

Мајоран је биљка која се често користи у римској кухињи. Укус донекле подсећа на оригано, али много нежнији. Ако немате мајоран, замените прстохват оригана или чак тимијана. Неки римски кувари украшавају ово јело додавањем паприке пржене на маслиновом уљу у тигањ непосредно пре него што је пилетина спремна.

2 унце дебело нарезане панцете, сецкане

2 кашике маслиновог уља

1 пилетина, око 3 1/2 фунте, исечена на 8 делова

Сол и свеже млевени црни бибер

2 чена белог лука, ситно исецкана

1 кашичица сушеног мајорана

једно/2 шоље сувог белог вина

2 шоље ољуштеног и исеченог на коцкице парадајза или сецканог парадајза из конзерве

једно.У великом тигању на средњој ватри динстајте панцету на маслиновом уљу док не порумени, око 10 минута.

2.Осушите пилетину папирним убрусима. Додајте пилетину у тигањ и зачините сољу и бибером по укусу. Кувајте, повремено окрећући, док комади не порумене са свих страна, око 15 минута.

3.Нагните тигањ и великом кашиком скините вишак масноће. Поспите пилетину белим луком и мајораном. Додајте вино и кувајте 1 минут. Умешајте парадајз и доведите до кључања. Кувајте, повремено мешајући, док се сокови не испразне када се пилетина исече на најдебљи део бута, 20 до 30 минута. Послужите топло.

Пилетина са сирћетом, белим луком и љутим папричицама

Спеззатино ди Полло алла Нонна

Прави 4 порције

Моја бака је научила моју маму да кува ову једноставну напуљску зачињену пилетину, а мене је мама научила.

Немојте ни размишљати о коришћењу слатког сирћета попут балзамичног за овај рецепт. Добар винско сирће ће дати аутентичан укус. Неће бити превише оштро; кување омекшава сирће и сви укуси су савршено избалансирани.

1 пилетина (око 3 1/2 фунте)

2 кашике маслиновог уља

Со

4 велика чена белог лука, ситно исецкана

једно/2 кашичице млевене црвене паприке или по укусу

2/3 шоље црвеног винског сирћета

једно.Одрежите крајеве пилећих крила и репа. Користите велики, тешки нож или секач да исечете пилетину на зглобовима. Исеците груди, бутине и ноге на комаде дебљине 2 инча. Исперите делове и добро осушите.

2.У тигању довољно великом да стане цело пиле у један слој, загрејте уље на средњој ватри. Додајте комаде пилетине без притискања једно на друго. Ако у једном тигању има превише пилетине, поделите је на два тигања или кувајте у серијама.

3.Кувајте док не порумени, повремено окрећући, око 15 минута. Када је пилетина сва порумена, нагните тигањ и додајте већи део масти. Поспите пилетину сољу.

четири.Поспите комаде пилетине белим луком и млевеном црвеном паприком. Додајте сирће и промешајте, стружући браон комадиће са дна шерпе дрвеном кашиком. Кувајте, мешајући пилетину и повремено подливајући, док пилетина не омекша и течност се не згусне и испари, 15 минута. Ако се превише осуши, додајте мало топле воде.

5.Пребаците пилетину у посуду за сервирање и прелијте соком из шерпе. Послужите топло.

Тосканска пржена пилетина

Полло Фритто алла Тосцани

У Тоскани се и пилетина и зец секу на мале комаде прекривене укусним тестом, а затим прже у дубоком пржењу. Често се кришке артичоке прже у исто време и служе са њима.

Тосканци за овај рецепт користе сецкану целу пилетину, али ја је понекад правим само са пилећим крилима. Кувају се равномерно и сви воле да их једу.

1 пилетина (око 3 1/2 фунте) или 8 до 10 пилећих крилца

3 велика јаја

2 кашике свежег лимуновог сока

Сол и свеже млевени црни бибер

11/2 шоље вишенаменског брашна

Биљно или маслиново уље за пржење

1 лимун исечен на коцкице

једно.Одрежите врхове крила и реп ако користите цело пиле. Користите велики, тешки нож или секач да исечете пилетину на зглобовима. Исеците груди, бутине и ноге на комаде дебљине 2 инча. Одвојите крила на зглобовима. Исперите делове и добро осушите.

2.У великој чинији умутите јаја, лимунов сок, со и бибер по укусу. Поспите брашно на лист воштаног папира. Обложите плех или плех папирним убрусима. Загрејте рерну на 300 ° Ф.

3.Ставите комаде пилетине са мешавином јаја док не буду добро обложене. Извадите комаде један по један и уваљајте их у брашно. Отресите вишак. Ставите комаде на решетку док не буду готови.

четири.Загрејте око 1 инч уља у великом дубоком тигању или широком тигању на средњој ватри. Проверите да ли је уље довољно вруће испуштањем мало мешавине јаја. Када зацврчи и порумени након 1 минута, додајте довољно комада пилетине да добро стану у тигањ без гужве. Пржите комаде, повремено окрећући хватаљкама, док не постану хрскави и порумени са свих страна и док не исцуре бистри сокови када се пилетина прободе кроз најдебљи део, 15 до 20 минута. Када су комади готови, пребаците их на папирне убрусе да се оцеде. Држите топло на лаганој ватри док пржите преосталу пилетину.

5.Послужите топло са кришкама лимуна.

Пилетина са пршутом и зачинима

Полло Специало

Прави 4 порције

Имао сам ово јело од пржене пилетине када сам био у региону Марке. Пилетина у почетку не порумени, иако испада лепо обојена. Зачини и зачинско биље дају пилетини живахан, сложен и необичан укус, а врло се лако кува.

1 пилетина (око 3 1/2 фунте), исечена на 8 порција

једно/4 лб увозног италијанског пршута, цео комад, исечен на уске траке

6 целих каранфилића

2 гранчице свежег рузмарина

2 свежа листа жалфије

2 ловорова листа

1 чен белог лука, танко нарезан

једно/2 кашичице целог црног бибера у зрну

Со

једно.Ставите комаде пилетине, са кожом надоле, у велики тигањ са тешким дном. Поспите пилећу пршуту, каранфилић, рузмарин, жалфију, ловоров лист, бели лук, бибер и со по укусу. Додајте вино и ставите да проври на средњој ватри.

2.Покријте тигањ и кувајте 20 минута. Додајте мало воде ако вам се чини да је пилетина сува. Кувајте, повремено подливајући пилетину течношћу у тигању, још 15 минута, или док се сокови не испразне када се пилетина ножем пробуши у најдебљи део бута.

3.Скините поклопац и кратко кувајте док течност мало не испари. Баците ловоров лист. Послужите топло.

Пилетина у стилу жене ловца

Полло алла Цацциатора

Прави 4 порције

Мислим да бих могао да напишем целу књигу рецепата за пилетину под називом алла цацциатора. Једно објашњење за име је да је до последњих 50-ак година пилетина била посебно јело у већини домова и није се јела сваки дан. Али током сезоне лова, жена ловца је кувала пилетину да ојача свог мужа пре жестоког лова.

Постоји много варијација овог јела. Јужни Италијани га праве са парадајзом, белим луком и паприком. У Емилији Ромањи то су лук, шаргарепа, целер, парадајз и суво бело вино. У Фурланији-Јулијској крајини се прави од печурака. Ђеновљани га праве једноставно са парадајзом и локалним белим вином. Ова Пијемонтска верзија је класична.

2 кашике маслиновог уља

1 пилетина (око 3 1/2 фунте), исечена на 8 порција

2 средња лука, сецкана

1 ребро целера, сецкано

1 шаргарепа, сецкана

1 црвена паприка, танко нарезана

1 жута паприка, танко нарезана

једно/2 шоље сувог белог вина

4 зрела парадајза, ољуштена, очишћена од семена и исецкана, или 2 шоље парадајза из конзерве

6 листова свежег босиљка, исецканих на комаде

2 кашичице сецканог свежег рузмарина

Сол и свеже млевени црни бибер

једно. Загрејте уље у великом тигању на средњој ватри. Оперите и осушите комаде пилетине. Пеците пилетину, често окрећући, док не порумени са свих страна, око 15 минута. Пребаците пилетину на тањир. Нагните тигањ и скините све осим 2 кашике масти.

2. Додајте лук, целер, шаргарепу и паприку у тигањ. Кувајте, повремено мешајући, док поврће не порумени, око 15 минута.

3.Вратите пилетину у тигањ. Додајте вино и прокувајте. Додајте парадајз, босиљак, рузмарин, со и бибер по укусу. Пустите да проври и кувајте, повремено окрећући комаде пилетине, док пилећи сок не исцури када се прободе кроз бут у најдебљем делу, око 20 минута. Послужите топло.

Пилетина са вргањима

Полло џон Фунгхи Порцини

Прави 4 порције

У Пијемонту ћете видети људе који продају свеже убране печурке са импровизованих тезги на одморштима и паркиралиштима на аутопуту. Пошто је сезона врганьа кратка, ове дебеле дивље печурке се често суше како би сачувале сав свој опојни укус и арому. Нису јефтине, али мало иде далеко. Паковане сушене врганье биће одличан поклон, укључујући и себе. Купујем пуне велике вреће које се дуго држе у херметички затвореним контејнерима.

једно/2 шоље сушених врганьа

1 чаша топле воде

1 кашика несланог путера

2 кашике маслиновог уља

1 пилетина (око 3 1/2 фунте), исечена на 8 порција

Сол и свеже млевени црни бибер

1 чаша сувог белог вина

једно.Потопите печурке у воду 30 минута. Уклоните печурке и сачувајте течност. Исперите печурке под хладном текућом водом да бисте уклонили песак, обраћајући посебну пажњу на крајеве стабљика где се накупља земља. Печурке крупно исецкати. Процедите течност од печурака кроз папирни филтер за кафу у посуду.

2.Растопите путер у великом тигању на средњој ватри. Осушите пилетину и ставите комаде у тигањ. Смеђа пилетина добро са свих страна, око 15 минута. Поспите сољу и бибером.

3.Нагните тигањ и кашиком скините вишак масноће. Додајте вино у тигањ и доведите до кључања. Положите печурке на пилетину. Сипајте течност од печурака у тигањ. Делимично поклопите и кувајте, повремено окрећући комаде, док пилећи сок не исцури када се пробије кроз најдебљи део бута, око 20 минута.

четири.Пребаците пилетину на тањир за сервирање. Ако је у лонцу остало превише течности, појачајте ватру и кувајте док течност не испари и згусне се. Прелијте пилетину сосом и одмах послужите.

Пилетина са маслинама

Полло ал'Оливе

Рим је главни град Италије и људи из целе земље стижу овде због његовог значаја као центра владе, религије и (у мањој мери) бизниса. Многе градске ресторане воде не-Римљани, а храна је понекад одраз фузије регионалних стилова. Појео сам ову пилетину у траторији у Трастевереу, боемској четврти преко пута Тибра од историјског центра који је популаран међу градском омладином. Судећи по количини белог лука у посуди, посумњао сам да је јужњачка рука намотана у кухињи, али нисам могла са сигурношћу да сазнам.

2 кашике маслиновог уља

1 пилетина (око 3 1/2 фунте), исечена на 8 порција

Сол и свеже млевени црни бибер

4 чена белог лука, лагано згњечена

једно/2 шоље сувог белог вина

2 кашике белог винског сирћета

1 шоља гаете или других меких, ароматичних маслина, без коштица и грубо сецканих

2 филета инћуна, сецкана

једно.Загрејте уље у великом тигању на средњој ватри. Осушите комаде пилетине и ставите их у тигањ. Поспите комаде сољу и бибером. Када пилетина порумени са једне стране, окрените комаде након 10-ак минута, а затим посипајте бели лук око њих. Кувајте док добро не порумени, још око 10 минута. Уклоните бели лук ако постане тамно браон.

2.Додајте вино и сирће и прокувајте. Around распршите маслине и инћуне. Делимично покријте тигањ и смањите топлоту на ниско. Кувајте, повремено окрећући комаде, док пилетина не омекша и не исцури бистар сок када се бут избуши на најдебљем делу, око 20 минута.

3.Извадите пилетину на тањир за сервирање. Нагните тепсију и скините масноћу. Премажите сос преко пилетине. Послужите топло.

Пилећа џигерица са Вин Сантом

Фегато ди Полло ал Вин Санто

Прави 4 порције

Вин санто је тосканско десертно вино направљено делимичним сушењем грожђа Треббиано на сламнатим простиркама пре пресовања да се добије веома концентрисано вино. Вино одлежава у затвореним дрвеним бачвама док не добије прелепу боју ћилибара и добије ароматичан орашасти укус и глатку текстуру. Ово је савршено вино за пиће након оброка или уз орашасте плодове, обичне колачиће или колаче. Вин санто се такође користи за кување, у овом случају са пилећим џигерицама у укусном сосу од путера.

Вин Санто се може заменити Марсалом. Ову џигерицу послужите уз кувану или пржену паленту или кришке препеченог хлеба.

1 фунта пилеће џигерице

3 кашике несланог путера

Сол и свеже млевени црни бибер

1 кашичица исецканих свежих листова жалфије

4 танке кришке увезене италијанске пршуте, исечене попречно

2 кашике вина санто или марсала

2 кашике сецканог свежег першуна

једно.Пилећа џигерица исеците, оштрим ножем одрежите везивна влакна. Сваку јетру исећи на 2-3 дела.

2.У великом тигању истопите 2 кашике путера на средњој ватри. Исперите и осушите комаде јетре и додајте их у тигањ. Поспите сољу и бибером. Додајте жалфију и пршуту. Кувајте, често окрећући комаде џигерице, док не порумене, али и даље не буду ружичасти у средини, око 5 минута. Пребаците јетру на тањир са шупљикавом кашиком.

3.Додајте вин санто у тигањ и појачајте топлоту. Доведите до кључања и кувајте 1 минут или док се мало не смањи. Склоните са ватре и додајте преостало уље и першун. Прелијте сос преко џигерице и одмах послужите.

<u>ПИЛЕТА И КАПУН</u>

Печена пилетина са рузмарином

Полло Арросто

Прави 4 порције

До 1950-их, већина Италијана је живела и радила на фармама у власништву богатих земљопоседника. У одређено доба године, обично на празнике, фармери су морали да плаћају земљопоседнику део свог профита, обично у облику стоке, производа, пшенице, вина или било чега што је произведено на имању. У Венету су одређени предмети традиционално били повезани са одређеним празницима. Пилићи су давани на карневалу који претходи Великом посту. На празник Светог Петра 29. јуна давали су кокошке, на Дан Свих Светих 1. новембра - гуске. На Ускрс су давали јаја, а на Мартиње 11. новембра - прасе. просечан човек, а чак и данас храна изгледа као догађај.

Печење пилећих прса окренутих надоле помаже да бело месо остане сочно и да се равномерно кува. За најбољи укус користите органски узгојено пилетину.

Ово је најосновнији рецепт за пржену пилетину и, по мом мишљењу, најбољи. Пилетина се све време кува на ниској *температури. Распршите мало кромпира или другог корјенастог поврћа попут шаргарепе или лука око пилетине ако желите.*

1 пилетина (3 1/2 до 4 фунте)

2 чена белог лука, преполовљена

4 кашике маслиновог уља

Сол и свеже млевени црни бибер

2 или 3 гранчице свежег рузмарина

1 лимун, пола

једно.Ставите сталак у средину рерне. Загрејте рерну на 350 ° Ф. Намажите маслацем посуду за печење довољно велику да у њу стане пиле.

2.Добро исперите пилетину и осушите је. Натрљајте целу кожу белим луком. Премажите уљем и поспите изнутра и споља сољу и бибером. Ставите бели лук и рузмарин у пилетину. Исцедите лимунов сок преко пилетине. Ставите половине лимуна у шупљину пилетине. Вежите ноге кухињским канапом. Ставите пилећим прсима надоле у тигањ.

104

3.Пеците пилетину 30 минута. Накупљеним соком прелијте пилетину. Наставите са пржењем још 20 минута. Пажљиво окрените пилећа прса нагоре и пеците, повремено подливајући уљем, 30 минута. Пилетина је спремна када сокови исцуре бистри када се прободе кроз бут, а температура у најдебљем делу бутина је 170°Ф на термометру за тренутно очитавање. Ако пилетина није довољно запечена, повећајте топлоту на 450 ° Ф током последњих 15 минута кувања.

четири.Пребаците пилетину на тањир. Покријте фолијом и оставите на топлом 10 минута пре резања. Послужите топло или на собној температури.

Похована пилетина са жалфијом и белим вином

Полло Арросто алла Салвиа

Прави 4 порције

Начин кувања ове пржене пилетине се разликује од<u>*Печена пилетина са рузмарином*</u>*рецепт. Овде се пилетина пече на вишој температури, што штеди време и даје кожи више боје. Вино и лимунов сок претварају сок из тигања за пилетину у мало соса за пилетину.*

1 пилетина (3 1/2 до 4 фунте)

4 велика чена белог лука

Мала гранчица свеже жалфије

Сол и свеже млевени црни бибер

1 мали лимун, танко нарезан

2 кашике маслиновог уља

^{једно}/2 шоље сувог белог вина

2 кашике свежег лимуновог сока

једно.Ставите сталак у средину рерне. Загрејте рерну на 450 °
Ф. Намажите маслацем посуду за печење довољно велику да
у њу стане пиле. Ставите сталак за печење у шерпу.

2.Ставите бели лук, жалфију и кришке лимуна у шупљину.
Нанесите уље на кожу и поспите сољу и бибером. Завуците
врхове крила иза леђа пилетине. Вежите ноге кухињским
канапом.

3.Ставите пилетину на решетку у тигању. Пржите 20 минута.
Пилетину прелијте вином и лимуновим соком. Пеците још
45 минута, повремено подливајући соком из тигања.
Пилетина је спремна када сокови буду бистри када се
пилећи бут пробуши, а температура на најдебљем делу
бутина је 170°Ф на термометру за тренутно очитавање.

четири.Пребаците пилетину на тањир. Покријте фолијом и
оставите на топлом 10 минута пре резања. Послужите топло
уз сок из тигања.

Печена пилетина на свињски начин

Полло алла Порцхетта

Прави 4 до 6 порција

У централној Италији, порчета је цело прасе печено на ражњу са коморачем, белим луком, црним бибером и рузмарином. Али то није јело које је лако направити код куће, тако да кувари прилагођавају исте додатне укусе малим комадима свињетине, зеца, рибе и живине. Када сам први пут пробао овај рецепт у кући једног умбријског винара, направљен је од бисерке, која је слична великој пилетини, али је укуснија. Велика пржена пилетина једнако добро функционише. Можете користити целе семенке коморача у овом рецепту или заменити полен коморача за млевено семе коморача, које је доступно у неким специјализованим продавницама.

2 велика чена белог лука, ситно исецкана

2 кашике листова рузмарина, ситно исецканих

1 кашика семена коморача или полена коморача

Сол и свеже млевени црни бибер

2 кашике маслиновог уља

1 велика пилетина (око 5 фунти)

једно.Ставите сталак у средину рерне. Загрејте рерну на 450 ° Ф. Намажите маслацем посуду за печење довољно велику да у њу стане пиле.

2.Веома ситно исецкајте заједно бели лук, рузмарин и семенке коморача. Ставите зачине у малу посуду. Додајте со и обилно млевени црни бибер. Додајте 1 кашику уља и промешајте.

3.Оперите пилетину и осушите је. Завуците врхове крила иза леђа. Прстима олабавите кожу око дојке и ногу. Половину мешавине биљака равномерно убаците под кожу пилетине. Остатак ставите у шупљину. Вежите ноге кухињским канапом. Подмажите кожу преосталим уљем. Ставите пилеће прса окренутом нагоре у тигањ.

четири.Пржите 20 минута. Смањите температуру на 375 ° Ф. Пеците 45 до 60 минута. Пилетина је спремна када сокови исцуре бистри када се прободе кроз бут, а температура у најдебљем делу бутина је 170°Ф на термометру за тренутно очитавање.

5.Пребаците пилетину на тањир. Покријте фолијом и
оставите на топлом 10 минута пре резања. Послужите топло
или на собној температури.

Похована пилетина са марсалом и инђунима

Полло Арросто алла Цатанзаресе

Прави 4 порције

Ђузепе, мој пријатељ у Њујорку, рекао ми је да је из Калабрије. Када сам му рекао да планирам да посетим Катанцаро у региону, рекао је да свакако треба да посетим рустикални ресторан познат као путза да једем морчело. Објаснио је да је путата скромна залогајница која често нема натпис напољу, већ само велику векну хлеба у облику прстена позната као питта залепљена за врата. Унутра су велики заједнички столови, а на сваком се послужује појединачна питта са морчелом, чорба од сецканих комада трипица и друге изнутрице. Име потиче од речи "морси", што значи "уједа".

Моји планови су се променили и никада нисам стигао до Катанцара, али заиста уживам у кувању пржене пилетине за коју Ђузепе каже да је његова бака правила за празнике и посебне прилике. Комбинација укуса инђуна, марсале и пилетине може изгледати необично, али инђуни се топе, додајући само слано богатство пилећем соку, док марсала додаје укус орашастих плодова и помаже да пилетина добије лепу златно браон боју.

111

1 пилетина (3 1/2 до 4 фунте)

Сол и свеже млевени црни бибер

једно/2 лимуна

2 кашике несланог путера

8 филета инћуна, сецканих

једно/4 кашичице свеже млевеног мушкатног орашчића

једно/2 шоље суве марсале

једно. Ставите сталак у средину рерне. Загрејте рерну на 450 ° Ф. Намажите маслацем посуду за печење довољно велику да у њу стане пиле.

2. Оперите пилетину и осушите је. Завуците врхове крила иза леђа. Споља и изнутра поспите сољу и бибером. У унутрашњост ставите половину лимуна, уље, инћуне и мушкатни орашчић. Ставите пилећим прсима надоле у тигањ.

3. Пеците пилетину 20 минута. Пажљиво окрените пилећа прса нагоре и пеците још 20 минута. Прелијте марсалу преко пилетине. Пеците још 20-30 минута, подливајући 2-3 пута соком из тигања. Пилетина је спремна када сокови исцуре бистри када се прободе кроз бут, а температура у најдебљем делу бутина је 170°Ф на термометру за тренутно очитавање.

четири.Пребаците пилетину на тањир. Покријте фолијом и оставите на топлом 10 минута пре резања. Послужите топло.

Пуњени пржени копун

Цаппоне Рипене ал Форно

Прави 6 до 8 порција

За божићну вечеру у региону Ломбардије, пржени копун се традиционално пуни свињском кобасицом и свежим или сувим воћем. Типичан прилог је мостарда - разно воће попут смокава, мандарина, кајсија, трешања, цитрона и брескве, преливено сирупом са укусом сенфа.

Капуни, који су кастрирани петлови тежине 8 до 10 фунти, углавном су доступни свежи око празника и замрзнути до краја године. Месне су и сочне, укуса су као пилетина, само интензивније. За овај рецепт можете користити велику пржену пилетину или малу ћурку, али ћете морати да прилагодите време кувања на основу тежине.

8 унци италијанског или француског дневно одлежаног хлеба, уклоњене коре и исцепане на комаде

ʲᵉᵈⁿᵒ/2 шоље млека

1 фунта обичне свињске кобасице, без омотача

10 сувих шљива, без коштица, сецканих

2 велика јаја, умућена

једно/4 кашичице свеже ренданог мушкатног орашчића

Сол и свеже млевени црни бибер

1 копун (око 8 фунти)

2 кашике маслиновог уља

2 кашике сецканог свежег рузмарина

једно/2 шоље сувог белог вина

једно.У великој посуди потопите хлеб у млеко 15 минута. Затим извадите хлеб, оцедите млеко и исцедите хлеб да се оцеди вишак течности. Вратите га у посуду.

2.Додајте кобасицу, суве шљиве, јаја, со и бибер по укусу, мушкатни орашчић и добро промешајте.

3.Ставите сталак у средину рерне. Загрејте рерну на 350 ° Ф. Намажите маслацем посуду за печење довољно велику да држите копуна.

четири.Оперите копун и осушите. Лагано напуните птицу мешавином кобасица. (Сваки остатак фила може да се пече истовремено у науљеној посуди за печење.) Помешајте уље, рузмарин, со и бибер по укусу. Утрљајте смешу по целој птици. Ставите птичју страну надоле у тигањ.

5.Пржите 30 минута. Сипајте вино у шерпу. После још 30 минута и сваких пола сата залијте птицу накупљеним соком. Када је птица у рерни 60 минута, пажљиво је окрените грудима нагоре. Пеците укупно 2 сата и 15 минута, или док термометар за тренутно очитавање уметнут у најдебљи део бутина не покаже 180°Ф.

6.Пребаците копун на тањир. Покријте лагано фолијом 15 минута да остане топло.

7.Нагните тигањ и великом кашиком скините маст из сокова из тигања. Нарежите копун и послужите са соком и преливом.

Похована кувана пилетина

Полло Боллито Арросто

Прави 4 порције

Леона Анцона Цантоне, другарица из школе, рекла ми је да је њена мајка, чија породица долази из Абруца, нешто слично урадила пре много година. Претпостављам да је овај рецепт настао као начин да се извуче максимум из пилетине јер има и чорбу и печено месо. Метода кувања и пржења чини птицу веома нежном.

1 пилетина (3 1/2 до 4 фунте)

1 шаргарепа

1 стабљика целера

1 лук, ољуштен

4 или 5 гранчица першуна

Со

2/3 шоље презле

једно/3 шоље свеже ренданог Пармигиано Реггиана

једно/2 кашичице сушеног оригана, згњеченог

2 до 3 кашике маслиновог уља

2 кашике лимуновог сока

Свеже млевени црни бибер

једно.Завуците врхове крила иза леђа. Ставите пилетину у
велики лонац и прелијте хладном водом да покрије.
Доведите течност до кључања и кувајте 10 минута.
Уклоните пену великом кашиком.

2.Додајте шаргарепу, целер, лук, першун и посолите по укусу.
Кувајте на средње лаганој ватри док пилетина не омекша
када се прободе виљушком у најдебљи део бута и док не
исцури бистар сок, око 45 минута. Извадите пилетину из
лонца. (Можете додати додатне састојке у чорбу, као што су
месо или пилеће месо, и кувати још око 60 минута.
Процедити и охладити чорбу или замрзнути за супе или
другу употребу.)

3.Ставите сталак у средину рерне. Загрејте рерну на 450 ° Ф.
Подмажите маслацем велику посуду за печење.

четири.На тањиру помешајте презле, сир, оригано,
маслиново уље, лимунов сок, со и бибер по укусу.

5. Користите тешке кухињске маказе да исечете пилетину на комаде величине залогаја. Уваљајте пилетину у мрвице, тапшајући их да се лепе. Ставите пилетину у припремљену посуду за печење.

6. Пеците 30 минута или док кора не порумени и не постане хрскава. Послужите топло или на собној температури.

Пилетина испод цигле

Полло ал Маттоне

Прави 2 порције

Исечена, спљоштена, кувана пилетина је хрскава споља, а сочна изнутра. У Тоскани можете купити посебан тешки диск од теракоте који изравнава пилетину и равномерно је држи на површини тигања. Користим тешку тигању од ливеног гвожђа са спољном алуминијумском фолијом као утегом, али ће и обичне цигле умотане у фолију радити. Важно је користити врло малу пилетину или чак пилетину Цорнисх у овом рецепту; у супротном ће се осушити споља пре него што се месо близу кости скува.

1 мала пилетина (око 3 фунте)

Сол и свеже млевени црни бибер

једно/3 шоље маслиновог уља

1 лимун исечен на коцкице

једно. Осушите пилетину. Користећи велики куварски нож или маказе за живину, исеците пилетину дуж кичме. На дасци за сечење расклопите пилећи филе као књигу.

Изрежите кобилицу која раздваја груди. Уклоните врхове крила и други део крила на споју. Поравнајте пилетину лаганим ударцем гуменим чекићем или другим тешким предметом. Поспите обилно са обе стране сољу и бибером.

2.Изаберите тигањ који може издржати не само тежину, већ и спљоштену пилетину. Изаберите други тешки тигањ или лонац који може равномерно поравнати пилетину. Покријте дно фолијом, савијте ивице фолије у тепсију да бисте је учврстили. Ако је потребно за тежину, напуните тепсију обложену фолијом циглама.

3.Сипајте уље у тигањ и загрејте на средњој ватри. Додајте пилећу кожу надоле. Ставите тежину на врх. Кувајте док кожа не порумени, 12 до 15 минута.

четири.Уметните танку лопатицу испод пилетине да бисте је одвојили од тигања. Нежно окрените пилетину, кожом нагоре. Замените тег и кувајте пилетину док не изађе бистри сок када се бут пробуши, још око 12 минута. Послужите топло са кришкама лимуна.

Пилећа салата са лимуном

Инсалата ди Полло ал Лимоне

Прави 6 порција

Једног веома топлог летњег дана када сам био у Бордигери, у Лигурији, близу француске границе, отишао сам у кафић да ручам и сакријем се од сунца. Конобар ми је препоручио ову свеже направљену салату од пилетине која ме је подсетила на Ницоисе салату коју сам јео неколико дана раније у Француској. Конзервирана туњевина је типична за Ницу, али добра је и ова италијанска верзија са пилетином.

Ово је брза салата од пилетине, тако да користим пилећа прса, али можете је направити и са целим пилићима. Пилетина се може унапред кувати и маринирати у преливу, али ће поврће бити укусније ако се након кувања не охлади у фрижидеру. Можете их држати на собној температури око сат времена док не будете спремни да саставите салату.

4 домаће шоље**Пилећи бујон**или мешавина бујона и воде купљене у продавници

4-6 малих воштаних кромпира као што је Иукон голд

122

8 унци зеленог пасуља, исеченог на комаде од 1 инча

Со

2 фунте пилећих прса без костију и коже, без масти

Облачење

јед‌но/2 шоље екстра девичанског маслиновог уља

2 кашике свеже цеђеног лимуновог сока, или по укусу

1 кашика капара, опраних, оцеђених и исецканих

јед‌но/2 кашичице сушеног ориганa, згњеченог

Сол и свеже млевени црни бибер

2 средња парадајза, исечена на коцкице

једно.Припремите бујон ако је потребно. Ставите кромпир у лонац. Додајте хладну воду да прекрије. Покријте лонац и доведите воду до кључања. Кувајте док не омекша када се избоде ножем, око 20 минута. Кромпир оцедите и оставите да се мало охлади. Уклоните кожу.

2.Доведите средњу посуду воде до кључања. Додајте бораније и посолите по укусу. Кувајте док пасуљ не омекша, око 10 минута. Пасуљ оцедити и охладити под текућом водом. Осушите пасуљ.

3. У већој шерпи проври бујон (ако није свеже куван). Додајте пилећа прса и поклопите шерпу. Кувајте, окрећући пилетину једном, 15 минута или док пилетина не постане провидна када се прободе виљушком. Оцедите пилећа прса, чорбу оставите за другу употребу. Пилетину исеците попречно и ставите у средњу чинију.

четири. У малој чинији помешајте састојке за прелив. Половином дресинга прелијте пилетину. Добро измешајте комаде да их обложите. Пробајте и прилагодите зачине. Ставите пилетину у центар велике посуде. Покријте и ставите у фрижидер до 2 сата.

5. Распоредите боранији, кромпир и парадајз око пилетине. Прелијте преосталим дресингом и одмах послужите.

Пилећа салата са две паприке

Инсалата ди Полло џон Пеперони

Прави 8 до 10 порција

Интересовање овој салати дају и пржене паприке и киселе љуте паприке. Ако паприке од трешње нису доступне, замените другом киселом љутом паприком, као што је јалапено или феферончино. Печене паприке у теглама су згодне ако немате времена да их сами печете. Овај рецепт прави пуно пилетине, тако да је одличан за забаву. Рецепт се лако може преполовити по жељи.

2 мала пилета (око 3 фунте свака)

2 шаргарепе

2 ребра целера

1 сијалица

Неколико гранчица першуна

Со

6 зрна црног бибера

6 црвено или жуто звоно<u>пржена паприка</u>, ољуштено и исечено на танке траке

Сос

^{једно}/2 шоље маслиновог уља

3 кашике винског сирћета

^{једно}/4 шоље сецканог свежег першуна

2 кашике ситно исецкане кисeле љуте паприке или по укусу

1 чен белог лука, ситно исечен

4 до 6 шољица мешаног зеленила

једно.Ставите пилиће у велики лонац и прелијте хладном водом да покрије. Доведите течност до кључања и кувајте 10 минута. Користите кашику да скинете пену која се диже на површину.

2.Додајте шаргарепу, целер, лук, першун и посолите по укусу. Кувајте на средњој ватри док пилетина не омекша и док не исцури бистар сок, око 45 минута.

3. У међувремену, по потреби динстајте паприке. Када је пилетина кувана, извадите је из шерпе. Резервишите чорбу за другу употребу.

четири. Пустите да се пилетина оцеди и охлади. Уклоните месо. Исеците месо на комаде од 2 инча и ставите их у чинију печених паприка.

5. У средњој посуди помешајте састојке за сос. Половином соса прелијте пилетину и паприке и добро промешајте. Покријте и охладите у фрижидеру до 2 сата.

6. Непосредно пре сервирања, прелијте пилетину преосталим сосом. Пробајте и прилагодите зачин додавањем још сирћета ако је потребно. Поређајте зеље на тањир за сервирање. На врх ставите пилетину и бибер. Послужите одмах.

Пијемонтска салата од пилетине

Инсалата ди Полло Пиемонтесе

Прави 6 порција

У региону Пијемонт, оброк у ресторанима обично почиње дугом серијом предјела. Тако сам први пут пробао ову салату у Белведеру, класичном ресторану у региону. Волим да га послужим као главно јело за ручак у пролеће или лето.

За брзи залогај, пробајте ову салату од пржене пилетине из продавнице уместо поширане пилетине. Печена ћуретина је такође добра.

1 пилетина (3 1/2 до 4 фунте)

2 шаргарепе

2 ребра целера

1 сијалица

Неколико гранчица першуна

Со

6 зрна црног бибера

8 унци вргања, танко исечених

2 ребра целера, танко исечена

^{једно}/4 шоље маслиновог уља

1 (2 оз) конзерва филета инћуна, оцеђена и исецкана

1 кашичица дижон сенфа

2 кашике свеже цеђеног лимуновог сока

Сол и свеже млевени црни бибер

Око 6 шољица зелене салате, исечене на мале комаде

Мали комад пармигиано-реггиана

једно.Ставите пилетину у велики лонац и прелијте хладном водом да покрије. Доведите течност до кључања и кувајте 10 минута. Користите велику кашику да скинете пену која се диже на површину.

2.Додајте шаргарепу, целер, лук, першун и посолите по укусу. Кувајте на средњој ватри док пилетина не омекша и док не исцури бистар сок, око 45 минута. Извадите пилетину из лонца. Резервишите чорбу за другу употребу.

3.Пустите да се пилетина оцеди и мало охлади. Уклоните месо са коже и костију. Исеците месо на комаде од 2 инча.

четири.У великој чинији помешајте комаде пилетине, печурке и танко нарезан целер.

5.У средњој чинији помешајте уље, инћуне, сенф, лимунов сок, со и бибер по укусу. Умешајте пилећу мешавину у прелив. Зелену салату поређајте на тањир и прелијте мешавином од пилетине.

6.Помоћу машине за гуљење поврћа са окретним сечивом исеците Пармигиано-Реггиано преко зелене салате. Послужите одмах.

Пуњена ћуређа прса

Роллата ди Таццхино

Прави 6 порција

Половине ћуређих прса лако је пронаћи у већини супермаркета. У овом јелу из Емилије-Ромање, након што се ћуређа прса откосте и спљоште, месо се уролује и пржи, покривајући га кожом да остане влажно. Печење послужите топло или хладно. Такође је добар сендвич послужен са мајонезом од лимуна.

јеdно/2 ћуреће дојке (око 21/2 фунте)

1 чен белог лука, ситно исечен

1 кашика сецканог свежег рузмарина

Сол и свеже млевени црни бибер

2 унце танко исеченог увезеног италијанског пршута

2 кашике маслиновог уља

једно.Ставите сталак у средину рерне. Загрејте рерну на 350 ° Ф. Подмажите малу посуду за печење уљем.

2.Оштрим ножем скините кожу са ћурке у једном комаду. Остави то на страну. Одвојите ћуреће месо од костију. Ставите груди, са страном кости нагоре, на даску за сечење. Почевши од једне дугачке стране, преполовите ћуреће прса по дужини, а да не дођете до друге дугачке стране. Отвори ћуреће прса као књигу. Поравнајте ћурку чекићем за месо на дебљину од око 1/2 инча.

3.Поспите ћуретину белим луком, рузмарином, сољу и бибером по укусу. На врх положите пршуту. Почевши од једне од дугих страна, уваљајте месо у цилиндар. Покријте ролну ћурећом кожом. Вежите ролну кухињским концем у интервалима од 2 инча. Положите ролну шавом надоле у припремљену тепсију. Прелијте уљем и поспите сољу и бибером.

четири.Пеците ћуретину 50 до 60 минута, или док унутрашња температура меса не достигне 155 ° Ф на термометру за тренутно очитавање. Оставите да одстоји 15 минута пре резања. Послужите топло или на собној температури.

Ролат од куване ћуретине

Полпеттоне ди Таццхино

Прави 6 порција

У Италији се ћуретина често сече на комаде или меље, а не пече цела. Овај хлеб из Пијемонта је куван, што му даје текстуру попут паштете.

Овај хлеб је добар и топао и хладан. Послужите са зелени сос или сос од свежег парадајза.

4 или 5 кришки италијанског хлеба, уклоњене коре и исцепане на комаде (око 1 шоља)

ʲедно/2 шоље млека

2 кашике сецканог свежег першуна

1 велики чешањ белог лука

4 унце панцете, сецкане

ʲедно/2 шоље свеже ренданог Пармигиано Реггиано

Сол и свеже млевени црни бибер

1 фунта ћурке

2 велика јаја

ᵈᵉᵈⁿᵒ/4 шоље пистација, ољуштених и крупно исецканих

једно.Потопите хлеб у хладно млеко 5 минута или док не омекша. Нежно исцедите хлеб и ставите га у процесор хране са челичном оштрицом. Одустани од млека.

2.Додајте першун, бели лук, панцету, сир, со и бибер по укусу. Процесирати док се ситно не исецка. Додајте ћуретину и јаја и мешајте док не постане глатко. Умешајте пистације лопатицом.

3.Ставите 14" к 12" комад влажне газе на равну површину. Обликујте мешавину ћуретине у векну од 8" к 3" и ставите је у центар тканине. Омотајте крпу око ћуретине, потпуно је прекривајући. Кухињским концем вежите векну у интервалима од 2 инча, као да везујете печење.

четири.Напуните велики лонац са 3 литра хладне воде. Доведите течност до кључања.

5.Додајте векну и кувајте, делимично поклопљено, 45 минута или док сок не исцури када прободете средину векне виљушком.

6.Извадите векну из течности и оставите да се охлади 10 минута. Одмотајте и исеците на кришке за сервирање.

Ћурeће ролне у парадајз сосу од црвеног вина

Роллатини у Салса Роса ал Вино

Прави 4 порције

Када сам се први пут удала, комшиница ми је дала овај рецепт из региона порекла њене породице, Пуље. Петљао сам са овим годинама, и док је она користила телеће пљескавице, више волим да их правим са ћуретином. Ролне се могу направити унапред и чувати у фрижидеру. Добро се загреју након дан-два.

4 унце млевене телетине или ћуретине

2 унце панцете, ситно исецкане

једно/4 шоље сецканог свежег першуна

1 мали чешањ белог лука, ситно исецкан

једно/4 шоље обичних сувих презли

Сол и свеже млевени црни бибер

11/4 лб. танко исечене ћуреће пљескавице, исечене на 12 комада

2 кашике маслиновог уља

2 шоље сецканог и сецканог свежег парадајза или сушеног и сецканог парадајза из конзерве

Прстохват млевене црвене паприке

једно.У великој чинији помешајте телетину, панцету, першун, бели лук, презле и со и бибер по укусу. Обликујте смешу у 12 малих кобасица дужине око 3 инча. Ставите једну кобасицу на крај ћуреће пљескавице. Умотајте месо тако да обложите кобасицу. Чачкалицом закачити ролну, затворену у средину, паралелно са ролатом. Поновите са преосталим кобасицама и котлетима.

2.Загрејте маслиново уље у средњем тигању на средњој ватри. Додајте лепиње и браон са свих страна, око 10 минута. Додајте вино и прокувајте. Кувајте 1 минут, окрећући лепиње.

3.Додати парадајз, со по укусу и прстохват млевене црвене паприке. Смањите ватру на минимум. Делимично покријте посуду. Кувајте, додајући по потреби мало топле воде да се сос не осуши, 20 минута или док лепиње не омекшају када их пробушите виљушком.

четири.Пребаците ролнице на тањир. Уклоните чачкалице и прелијте сосом преко. Послужите топло.

Пачја прса са слатким и киселим смоквама

Петто ди Анатра џон Агродолце ди Фици

Прави 4 порције

Овај модеран рецепт из Пијемонта за пачја прса пржена са смоквама и балзамичним сирћетом савршен је за специјалну вечеру. Пачја прса се најбоље пеку до средње ретке и остају ружичаста у најдебљем делу. Послужите са науљеним спанаћем и гратинираним кромпиром.

2 пачја прса без кости (око 2 фунте свака)

Сол и свеже млевени црни бибер

8 свежих зрелих зелених или црних смокава или сувих смокава

1 кашика шећера

једно/4 шоље одлежаног балзамико сирћета

1 кашика несланог путера

1 кашика сецканог свежег першуна

једно. Извадите пачја прса из фрижидера 30 минута пре
   кувања. Исперите пачја прса и осушите их. Направите 2 или

3 дијагонална прореза на кожи пачјих прса без пресецања до меса. Поспите обилно сољу и бибером.

2.У међувремену, исеците свеже смокве на пола или на четвртине ако су велике. Ако користите суве смокве, потопите их у топлу воду док не постану пуне, 15 до 30 минута. Оцедите воду, а затим исеците на четвртине.

3.Ставите сталак у средину рерне. Загрејте рерну на 350 ° Ф. Припремите малу посуду за печење.

четири.Загрејте велики тигањ који се не лепи на средњој ватри. Додајте пачје груди кожом надоле. Кувајте патку, не окрећући, док не порумени на страни коже, 4 до 5 минута.

5.Подмажите посуду за печење са мало пачје масти из плеха. Ставите пачја прса, кожом нагоре, у тигањ и пеците 5 до 6 минута, или док месо не постане ружичасто ружичасто када се пресече кроз најдебљи део.

6.Док је патка у рерни, оцедите масноћу из плеха, али је немојте брисати. Додајте смокве, шећер и балзамико сирће. Кувајте, вртећи тигањ, док се течност мало не згусне, око 2 минута. Уклоните са ватре и умешајте уље.

7.Када завршите, ставите пачја прса на даску за сечење. Нарежите груди на кришке дијагонале 3/4 инча. Раширите кришке на 4 топле чиније за сервирање. Кашика соса од смокава. Поспите першуном и одмах послужите.

Печена патка са зачинима

Анатра алло Зачини

Прави 2 до 4 порције

У Пијемонту се дивље патке динстају са црним вином, сирћетом и зачинима. Пошто је домаћа пекиншка патка доступна у Сједињеним Државама веома масна, прилагодио сам овај рецепт за печење. Нема много меса на патки, па очекујте да добијете само две велике или четири мале порције. Маказе за живину су од велике помоћи у резању патке на порције.

1 патка (око 5 фунти)

2 чена белог лука, исецкана

2 средња лука, танко нарезана

1 кашика сецканог свежег рузмарина

3 цела каранфилића

једно/2 кашичице млевеног цимета

једно/4 шоље сувог црвеног вина

2 кашике црвеног винског сирћета

једно.Пробушите кожу по целој површини виљушком да бисте ослободили масноћу током кувања. Пазите да пробушите само површину коже и не бушите месо.

2.У средњој посуди помешајте бели лук, лук, рузмарин, каранфилић и цимет. Сипајте око трећине смеше у средњу посуду за печење. Ставите патку у шерпу и ставите мало смесе унутра. Остатак смесе прелијте преко патке. Покријте и ставите у фрижидер преко ноћи.

3.Ставите сталак у средину рерне. Загрејте рерну на 325 ° Ф. Остругните састојке за маринаду са патке у лонац. Пеците пачјим прсима надоле 30 минута.

четири.Окрените пачја прса нагоре и прелијте вином и сирћетом. Пеците 1 сат, подливајући течност у тепсију сваких 15 минута. Подигните температуру рерне на 400 ° Ф. Пеците још 30 минута, или док патка не порумени и док температура бутина не буде регистрована на термометру од 175°Ф.

5.Пребаците патку на даску за сечење. Покријте фолијом и оставите да одстоји 15 минута. Процедите сок из тигања и кашиком уклоните маст. По потреби поново загрејте сокове из шерпе.

6.Патку исеците на порције и послужите топлу са соком.

Препелице у тигању са вргањима

Куаглие у Тегаме цон Фунгхи Порцини

Прави 4 до 8 порција

У Буттрију, у Фриули Венецији Ђулији, мој муж и ја смо вечерали у Тратториа Ал Парцо, која ради од 1920-их. Срце ресторана је Фоголар, огроман отворени камин типичан за куће у региону. Становници Фурланије често са љубављу преносе сећања из детињства на ноћи проведене у фоголијару, кувању и приповедању прича. Фоцолар у Ал Парцо-у је осветљен сваке ноћи и користи се за печење меса и печурака. Оне ноћи када смо били тамо, специјалитет су биле птичице у богатом сосу од печурака.

1 унца сушених вргања (око 3/4 шоље)

2 шоље вреле воде

8 препелица, куваних како је назначено крајње десно

8 листова жалфије

4 кришке панцете

Сол и свеже млевени црни бибер

2 кашике несланог путера

1 кашика маслиновог уља

1 мали лук, ситно исецкан

1 шаргарепа, ситно исецкана

1 нежно ребро целера, ситно исецкано

једно/2 шоље сувог белог вина

2 кашичице парадајз пасте

једно.Потопите печурке у воду најмање 30 минута. Извадите печурке из воде, задржавајући течност. Исперите печурке под хладном текућом водом, обраћајући посебну пажњу на крајеве стабљике где се скупља земља. Процедите сталожену течност од печурака кроз крпу или папирни филтер за кафу у чинију. Печурке крупно исецкати. Одложити.

2.Исперите препелице споља и изнутра и добро осушите. Прегледајте их за перје и уклоните их. Унутра ставите парче панцете, лист жалфије, прстохват соли и бибера.

3.Загрејте путер и биљно уље у великом тигању на средњој ватри. Додајте препелице и кувајте, повремено окрећући, док не порумене са свих страна, око 15 минута. Пребаците прeпелице на тањир. Додајте лук, шаргарепу и целер у тигањ. Кувајте, често мешајући, 5 минута или док не омекша.

четири.Додајте вино и динстајте 1 минут. Додајте печурке, парадајз пасту и течност од печурака. Вратите препелице у лонац. Поспите сољу и бибером.

5.Доведите течност до кључања. Смањите ватру на минимум. Покријте и кувајте, повремено окрећући и подливајући, око 1 сат или док птице не буду веома мекане када их пробушите виљушком.

6.Ако у тигању има превише течности, препелице пребаците у посуду за сервирање и прекријте фолијом да буду топле. Појачајте температуру и кувајте течност док се не смањи. Прелијте препелице сосом и одмах послужите.

Препелице на жару

Куалие алла Григлиа

Служи се од 2 до 4

Ресторан Ла Бадиа у Орвиету специјализован је за месо са роштиља на дрва. Кобасице, птичице и велика печења полако преврћу ватру, испуњавајући ресторан укусним аромама. Ове препелице на жару или рерне инспирисане су онима које сам јео у Умбрији. Птице су хрскаве споља, а сочне изнутра.

4 препелице, одмрзните ако су замрзнуте

1 велики чен белог лука, ситно исечен

1 кашика свежег рузмарина, сецканог

једно/4 шоље маслиновог уља

Сол и свеже млевени црни бибер

1 лимун исечен на коцкице

једно.Исперите препелице споља и изнутра и добро осушите. Прегледајте их за перје и уклоните их. Користећи маказе за птице, преполовите препелицу кроз леђа и прсну кост.

Нежно туците половице препелице батом за месо или гуменим чекићем док се мало не спљоште.

2.У великој чинији помешајте бели лук, рузмарин, уље, со и бибер по укусу. Додајте препелице у чинију, мешајући да их прекријете. Покријте и ставите у фрижидер на 1 сат или преко ноћи.

3.Поставите роштиљ или сталак за печење око 5 инча од извора топлоте. Загрејте роштиљ или бројлер.

четири.Пеците половице препелице док не порумене са обе стране, око 10 минута. Послужите топло са кришкама лимуна.

Препелица са парадајзом и рузмарином

Куаглие у салси

Прави 4 до 8 порција

Молизе, који се налази на обали Јадранског мора у јужној Италији, један је од најмање познатих региона у земљи. То је углавном пољопривредна област са мало туристичких садржаја и до 1960-их је била део комбинованог региона Абруцо и Молизе. Мој муж и ја смо отишли тамо да посетимо Мајо ди Норанте, винарију и агротуризам (радна фарма или винарија која такође служи као хотел) која производи нека од најбољих вина у региону.

Јели смо препелице куване у лаганом сосу од парадајза од рузмарина у Веццхиа Тратториа да Тонино у Кампобасу. Пробајте са вином Мајо ди Норанте, као што је Сангиовесе.

1 мали лук, исецкан

2 унце панцете, сецкане

2 кашике маслиновог уља

8 свежих или одмрзнутих препелица

1 кашика сецканог свежег рузмарина

Сол и свеже млевени црни бибер

3 кашике парадајз пасте

1 чаша сувог белог вина

једно.У великом тигању са чврстим поклопцем, пирјајте лук и панцету на маслиновом уљу на средњој ватри док лук не порумени, око 10 минута. Померите састојке даље од ивица лонца.

2.Исперите препелице споља и изнутра и добро осушите. Прегледајте их за перје и уклоните их. Додајте препелице у тигањ и пржите их са свих страна, око 15 минута. Поспите рузмарином, посолите и побиберите по укусу.

3.У малој чинији помешајте парадајз пасту и вино. Прелијте смесу преко препелица и добро промешајте. Смањите ватру на минимум. Покријте и кувајте, окрећући препелице с времена на време, око 50 минута или док не омекшају када их пробушите виљушком. Послужите топло.

Пирјане препелице

Куагли Стуфате

Прави 4 порције

Ђани Козети је кувар и власник ромског ресторана у Толмецу, у планинском региону Карнија Фриули Венеција Ђулија. Познат је по својим модерним интерпретацијама традиционалних рецепата и локалних састојака. Када сам јео тамо, рекао ми је да се овај рецепт традиционално прави од бекаче, малих птица које су ловљене док су пролазиле кроз регион током своје годишње сеобе. Данас Ђани користи само свежу дивљач и умотава је у панцету како би била влажна и мекана током кувања. Препоручио је да га послужите уз сцхиоппетино, црно вино из Фурланије.

8 препелица

16 бобица клеке

Око 16 свежих листова жалфије

4 чена белог лука, танко нарезана

Сол и свеже млевени црни бибер

8 танких кришки панцете

2 кашике несланог путера

2 кашике маслиновог уља

1 чаша сувог белог вина

једно. Исперите препелице споља и изнутра и добро осушите. Прегледајте их за перје и уклоните их. Сваку препелицу напуните са 2 бобице клеке, једним листом жалфије и неколико чена белог лука. Поспите птице сољу и бибером. На сваку препелицу ставите лист жалфије. Одмотајте панцету и омотајте кришку око сваке препелице. Завежите панцету комадом кухињског канапа да је држите на месту.

2. У великом тигању са чврстим поклопцем истопите путер и путер на средњој ватри. Додајте препелице и запржите птице са свих страна, око 15 минута.

3. Додајте вино и прокувајте. Покријте тигањ поклопцем, смањите ватру и кувајте, окрећући и преливајући препелице течношћу неколико пута, 45 до 50 минута, или док не омекшају. Додајте мало воде ако се тигањ превише осуши. Послужите топло.

Месо

Италијани једу много већи избор меса од Американаца. Свињетина, телетина и јагњетина су најчешће, али и Италијани једу доста дивљачи, посебно дивљачи и дивље свиње. Клинац, или клинац, популаран је на југу; укус је веома сличан јагњетини. У неким регионима, као што су Венето и Пуља, једе се коњско месо, а једном су ми у Пијемонту понудили чорба од магарца.

Италија нема много равног, отвореног земљишта за испашу великих животиња као што је стока, тако да нема јаку кулинарску традицију у вези са говедином. Изузетак су Тоскана и делови Умбрије, где се гаји различита говеда позната као Цхианина. Ова потпуно бела раса позната је по свом укусном месу, посебно бистецца фиорентина, дебелом парчету портерхоусе одреска који се пече на роштиљу на дрвеном угљу и служи са екстра девичанским маслиновим уљем.

Поред јунетине Цхианина и врхунских резова као што је печеница, италијанска говедина има тенденцију да буде жвакаћа. Најбоље је пржити у лонцима, динстати или динстати, кувати у чорбе или млевети за ћуфте, векне или надјев. Пијемонтски кувари се поносе својом бароло говединог, великим комадом меса маринираног и полако куваног у најпознатијем црном вину у региону. Наполитанци припремају мале одреске од говедине ала пицајоле, динстајући месо у парадајз сосу зачињеном белим луком и ориганом. На Сицилији се пуне, ролају и кувају велике танке кришке говеђег меса као печење за фарсумагру, што значи „лажно немасно месо" јер својим једноставним изгледом крије фил изнутра.

У Италији, чешће од говедине, једу телетину, месо младих мушких телади, обично не старијих од осам до шеснаест недеља. Најбоље се храни млеком, што значи да је животиња толико млада да никада није јела траву или храну за кућне љубимце. Месо телади храњене млеком је бледо ружичасте боје и веома је нежно. Телетина од старијих животиња које се хране житарицама има тамнију црвену боју, јачи укус и текстуру за жвакање, иако може бити веома укусна.

Сочне кобасице, меко печење и хрскава ребра само су нека од укусних јела од свињетине која се једу у Италији. Омиљени призор у централној Италији је порцхетта камион, посебно опремљен комби који носи цело печено прасе јако зачињено белим луком, коморачем, зачинским биљем и црним бибером.

Комби се могу наћи на сајмовима и пијацама, као и паркирани поред путева у близини плажа и паркова. Свако има свој омиљени извор порцхетта-а и можете наручити неколико кришки за вечеру или сендвич за уживање на лицу места. Људи који знају траже додатну продају, не само со, већ и целу мешавину зачина који дају укус месу.

Када смо посетили винарију Мајо ди Норанте у Абруцу, јели смо печену свињу кувану на отвореном у пећници на дрва. Кожа је била хрскава и златна, а свиња је сервирана са лимуном у устима и венцем од гранчица рузмарина око врата.

У Фриули Венецији Ђулији смо јели у ресторану Бласут где нам је власник испричао све о својој годишњој маиалати. Кољу се свиње које су се товиле цело лето и јесен и почиње једнодневна гозба. Манифестација се одржава у јануару, када је хладно време, па су мање шансе за инфекцију. Користи се свако парче свиње. У ствари, многи укусни италијански комади меса, укључујући пршуту, панцету, саламу и мортаделу, настали су као начин да се сачува месо и искористи сав отпад.

Када ме људи питају зашто се храна у Италији толико разликује од истих јела која се кувају овде, увек помислим на свињетину као пример. У Италији је месо сочно и укусно јер је масно, али у Сједињеним Државама свињетина је узгајана тако да има врло мало масти. Како се масноћа смањује, месо такође губи укус и веома га је тешко кувати, а да не постане суво и жилаво.

У Италији је јагњетина и даље углавном сезонско јело, ужива се у пролеће када су јагњад веома млада, а месо веома меко. Италијани повезују јагње са крајем зиме и препородом и обновом која долази са Ускрсом. Саставни је део прославе празника.

Највише јагњетине у Италији се гаји у централним и јужним регионима јер је тамо брдско и каменито земљиште, погодније за испашу оваца него стоке. Ако посетите Тоскану, Умбрију, Абруцо и Марке, видећете стада оваца како пасу на обронцима. Из даљине изгледају као пахуљасте беле памучне куглице разбацане по трави. У јесен се овце терају на југ у Апулију. У пролеће се враћају у централну Италију на годишњи обред који се зове трасуманза. На овај начин животиње се могу хранити природним биљем и биљем које расте у овим крајевима у различито доба године.

Многе од ових оваца узгајају се због млека, ау централној и јужној Италији велики избор сирева се прави од овчијег млека. Козе се узгајају и за млеко и за месо, а постоји много рецепата који захтевају козу. Јагњетина и јаретина имају веома сличан укус и текстуру, и обоје се могу користити у овим рецептима.

Зечје месо је популарно у Италији, а рецепти се могу наћи у сваком региону. Претпостављам да је популарнија од пилетине и дефинитивно више цењена. Зечје месо је благог укуса и погодно је за разне припреме.

Квалитет меса у супермаркетима веома варира. Често је доступан само ограничен избор меса. Покушајте да нађете доброг месара који ће исећи месо према вашим захтевима и посаветовати вас за прави комад меса за ваше потребе.

Када добијете месо кући, оставите га у фрижидеру и кувајте, најбоље у року од 24-48 сати. За дуже складиштење месо чврсто умотајте и замрзните. Одмрзните замрзнуто месо преко ноћи у фрижидеру.

Исперите и осушите месо папирним убрусима непосредно пре кувања. Влага на површини меса спречава поруменелост и ствара пару, што месо чини жилавим.

Фирентински одрезак на жару

Бистецца Фиорентина

Прави 6 до 8 порција

Најквалитетније говеђе месо у Италији производи се од велике чисте беле расе говеда познате као Цхианина. Ова раса, названа по долини Цхиана у Тоскани, сматра се једном од најстаријих врста стоке. Првобитно су држане као теглеће животиње и узгајане да буду веома велике и послушне. Како су машине преузеле њихов рад на савременим фармама, говеда Цхианина се сада гаје за високо квалитетно месо.

Портерхаус одресци, који су попречни пресек слабина и печенице одвојене костом у облику слова Т, секу се од јунећег меса Цхианина и на овај начин кувају у Тоскани. Иако говедина цхианина није доступна у Сједињеним Државама, још увек можете направити укусне одреске по овом рецепту. Купујте најквалитетније месо које можете.

2 11/2" дебела портерхоусе одреска (око 2 фунте сваки)

Сол и свеже млевени црни бибер

Екстра дјевичанско маслиново уље

једно.Поставите роштиљ или сталак за печење око 4 инча од извора топлоте. Загрејте роштиљ или бројлер.

2.Поспите одреске сољу и бибером. Пеците или пеците месо 4 до 5 минута. Окрените месо хватаљкама и кувајте још око 4 минута за средње раре, или 5 до 6 минута за средње раре, у зависности од дебљине одреска. Да бисте проверили спремност, направите мали рез на најдебљем делу. За дуже печење одреске преместите у хладнији део роштиља.

3.Оставите одреске да одстоје 5 минута пре него што их исечете на танке кришке. Поспите са доста соли и бибера. Прелијте уљем. Послужите топло са кришкама лимуна.

Одрезак са балзамичном глазуром

Бистецца ал Балсамицо

Прави 6 порција

Посни одрезак без костију је одличног укуса када се полије балзамичним сирћетом и маслиновим уљем пре печења на роштиљу или дубоког пржења. Балзамико сирће садржи природне шећере, па када га нанесете на месо пре печења, печења или пржења, помаже у формирању лепе браон коре која затвара сокове од меса и даје благ укус. Користите најбоље балзамико сирће које можете пронаћи.

2 кашике екстра девичанског маслиновог уља, плус још за заливање

2 кашике балзамико сирћета

1 чен белог лука, ситно исечен

1 бифтек, око 11/2 фунте

Сол и свеже млевени црни бибер

једно. У плиткој чинији довољно великој да држите шницлу, помешајте уље, сирће и бели лук. Додајте одрезак, окрећући га да се премаже маринадом. Покријте и ставите у фрижидер 1 сат, с времена на време окрећући шницлу.

2. Поставите роштиљ или сталак за печење око 4 инча од извора топлоте. Загрејте роштиљ или бројлер. Извадите одрезак из маринаде и осушите. Пеците шницлу или пеците на роштиљу 3-4 минута. Окрените месо хватаљкама и пеците још око 3 минута за средње раре, или још 4 минута за средње раре, у зависности од дебљине одреска. Да бисте проверили спремност, направите мали рез на најдебљем делу. За дуже печење шницлу преместите на хладнији део роштиља.

3. Одрезак поспите сољу и бибером. Пустите да одстоји 5 минута пре него што месо исечете преко зрна на танке кришке. Прелијте са мало екстра девичанског маслиновог уља.

Одресци од шкољки са љутиком, панцетом и црним вином

Бистецца ал Вино Россо

Прави 4 порције

Нежни одресци од шкољки побољшавају укус панцете, љутике и црног вина.

2 кашике несланог путера

1 дебела кришка панцете (око 1 унца), ситно исецкана

2 одреска без костију, дебљине око 1 инч

Сол и свеже млевени црни бибер

једно/4 шоље сецкане љутике

једно/2 шоље сувог црвеног вина

једно/2 шоље домаћег<u>месна чорба</u>или говеђи бујон купљен у продавници

2 кашике балзамико сирћета

једно.Загрејте рерну на 200 ° Ф. У великом тигању истопите 1 кашику путера на средњој ватри. Додајте панцету. Кувајте док панцета не порумени, око 5 минута. Панчету извадите шупљикавом кашиком и оцедите од масноће.

2.Разговарајте о одресцима. Истопите преосталу кашику путера у истом тигању на средњој ватри. Када уљна пена попусти, ставите одреске у тигањ и кувајте док не порумене, 4 до 5 минута. Поспите сољу и бибером. Окрените месо хватаљкама и пеците 4 минута на другој страни за раре, или 5-6 минута за средње раре. Да бисте проверили спремност, направите мали рез на најдебљем делу. Пребаците одреске на плочу отпорну на топлоту и оставите на топлом у рерни.

3.Додајте лук у тигању и кувајте, мешајући, 1 минут. Додајте вино, чорбу и балзамико сирће. Пустите да проври и кувајте док течност не постане густа и сирупаста, око 3 минута.

четири.Прелијте панцету соком из тигања. Прелијте одреске сосом и одмах послужите.

Резани бифтек са руколом

Страцхетти ди Манзо

Прави 4 порције

Страццетти значи "мале крпе" на које личе ове уске траке меса. Пре припреме овог јела, јунетину ставите у замрзивач док не буде довољно чврста да се исече на танке кришке. Припремите све састојке, али салату немојте прелити непосредно пре кувања меса.

2 везе руколе

4 кашике екстра девичанског маслиновог уља

1 кашика балзамичног сирћета

1 кашика сецкане љутике

Сол и свеже млевени црни бибер

11/4 фунте немасних печеница без костију или другог меког одрезака

1 кашичица сецканог свежег рузмарина

једно.Одрежите руколу, уклоните стабљике и нагњечене листове. Исперите их у неколико промена хладне воде. Осушите врло добро. Исеците руколу на мале комаде.

2.У великој чинији умутите 2 кашике уља, сирће, љутику, со и бибер по укусу.

3.Оштрим ножем исеците шницлу попречно на веома танке кришке. Загрејте велики тешки тигањ на средњој ватри. Када се јако загреје, додајте преостале 2 кашике маслиновог уља.Ређајте кришке говедине у једном слоју у тигању, у серијама ако је потребно, и кувајте док не порумене, око 2 минута. Окрените месо хваталькама и поспите сољу и бибером. Кувајте док не порумени, око 1 минут, ретко.

четири.Прелијте руколу преливом и поређајте на тањир. На руколу распоредите кришке говедине и поспите рузмарином. Послужите одмах.

Одреске са горгонзолом

Филето ди Манзо ал Горгонзола

Прави 4 порције

Одресци су благог укуса, али им овај раскошан сос даје посебан карактер. Замолите свог месара да исече одреске дебљине не више од 3,5 цм ради лакшег кувања, а сваки бифтек завежите кухињским концем како би остао у облику. Обавезно измерите и поравнајте све састојке пре него што почнете да кувате, јер се то дешава веома брзо.

4 одреска говеђег меса, дебљине око 1 инча

Екстра дјевичанско маслиново уље

Сол и свеже млевени црни бибер

3 кашике несланог путера

1 мала љутика, ситно сецкана

једно/4 шоље сувог белог вина

1 кашика дижон сенфа

Око 4 унце горгонзола сира, уклоњена кора и исечена на комаде

једно.Одреске натрљајте маслиновим уљем и поспите сољу и бибером. Покријте и ставите у фрижидер. Извадите одреске из фрижидера око 1 сат пре кувања.

2.Загрејте рерну на 200 ° Ф. Растопите 2 кашике путера у великом тигању на средњој ватри. Када уљна пена попусти, осушите одреске. Ставите их у тигањ и кувајте док не порумене, 4 до 5 минута. Окрените месо хватаљкама и пеците са друге стране, 4 минута за средње печено или 5-6 минута за средње печено. Да бисте проверили спремност, направите мали рез на најдебљем делу. Пребаците одреске на плочу отпорну на топлоту и оставите на топлом у рерни.

3.Додајте лук у тигању и кувајте, мешајући, 1 минут. Умешајте вино и сенф. Смањите топлоту на ниско и додајте горгонзолу. Додајте све сокове који су се накупили око одреска. Уклоните са ватре и додајте преосталу 1 кашику путера.

четири.Прелијте одреске сосом и послужите.

Пуњене говеђе ролнице у парадајз сосу

Брациоле ал Помодоро

Прави 4 порције

Танке кришке млевене говедине савршене су за брациоле - уобичајено изговарани бра-јолл - укусно кувано споро кувано. Потражите велике кришке говедине без пуно везивног ткива како би добро држале облик.

Брациол се може припремити као део Напуљски гулаш. Неки кувари брациоле пуне тврдо куваним јајетом, док други главном филу додају суво грожђе и пињоле.

4 танке кришке говедине без костију, око 1 лб

3 чена белог лука, ситно исецкана

2 кашике ренданог пецорино романо сира

2 кашике сецканог свежег першуна

Сол и свеже млевени црни бибер

2 кашике маслиновог уља

1 чаша сувог црног вина

2 шоље конзервираног увозног италијанског парадајза са њиховим соком, прошло кроз млин за храну

4 свежа листа босиљка, исецкана на мале комадиће

једно.Ставите говедину између два комада пластичне фолије и нежно истуците равном страном лопатице за месо или гуменим чекићем до дебљине 1/8 инча. Одбаците горњи део пластике.

2.Одвојите 1 сецкани чен белог лука за сос. Месо поспите преосталим белим луком, сиром, першуном, сољу и бибером по укусу. Сваки комад уролајте као кобасицу и завежите га кухињским памучним концем као мало печење.

3.Загрејте уље у великом тигању. Додајте брациол. Кувајте, повремено окрећући, док не порумени са свих страна, око 10 минута. Поспите преостали бели лук око меса и кувајте 1 минут. Додајте вино и динстајте 2 минута. Умешајте парадајз и босиљак.

четири.Покријте и кувајте на лаганој ватри, повремено окрећући, док месо не омекша када га пробушите виљушком, око 2 сата. Додајте мало воде ако сос постане превише густ. Послужите топло.

Говедина и пиво

Царбоната ди Буе

Прави 6 порција

Говедина, пиво и лук су добитна комбинација у овом гулашу из Алто Адиђеа. Изгледа као француски говеђи котлет из иностранства.

Говеђе месо без костију је добар избор за динстање. Има довољно мермера да остане влажан када се кува дуго времена.

4 кашике несланог путера

2 кашике маслиновог уља

3 средња лука (око 1 лб), танко нарезана

3 фунте говеђег гулаша без костију, исеченог на комаде од 3,5 цм

једно/2 шоље вишенаменског брашна

12 унци пива, било које врсте

2 шоље ољуштеног, очишћеног од семена и сецканог свежег парадајза или парадајз пиреа из конзерве

Сол и свеже млевени црни бибер

једно.Растопите 2 кашике путера са 1 кашиком уља у великом тигању на средњој ватри. Додајте лук и кувајте, често мешајући, док лук не порумени, око 20 минута.

2.У великој холандској рерни или другом дубоком, тешком лонцу са поклопцем који добро пристаје, истопите преостали путер и уље на средњој ватри. Половину говедине уваљајте у брашно и отресите вишак. Добро пропржите комаде са свих страна, око 10 минута. Пребаците месо на тањир. Поновите са преосталим месом.

3.Оцедите масноћу из посуде за печење. Додајте пиво и доведите до кључања, стружући дно посуде за тепсију да бисте смеђе комадиће умешали у пиво. Кувајте 1 минут.

четири.Ставите сталак у средину рерне. Загрејте рерну на 375 ° Ф. Вратите сво месо у посуду за печење. Додајте лук, парадајз, со и бибер по укусу. Доведите течност до кључања.

5.Покријте посуду за печење и пеците у рерни, повремено мешајући, 2 сата или док месо не омекша када га избодете ножем. Послужите топло.

Пирјана говедина и лук

карбонада

Прави 6 порција

У Трентино Алто Адиђеу, овај гулаш са сличним именом се прави од црног вина и зачина. Говедина се понекад замењује дивљачи или другом дивљачи. Мекана, путераста палента је класичан додатак овом крепком гулашу, али и ја волим <u>*Карфиол пире.*</u>

3 кашике несланог путера

3 кашике маслиновог уља

2 главице лука средње величине, нарезане на четвртине и танко нарезане

једно/2 шоље вишенаменског брашна

3 фунте говеђег меса без костију, исеченог на комаде од 2 инча

1 чаша сувог црног вина

једно/8 кашичице млевеног цимета

једно/8 кашичице млевених каранфилића

173

једно/8 кашичице млевеног мушкатног орашчића

1 шоља говеђег бујона

Сол и свеже млевени црни бибер

једно.У великом тигању истопите 1 кашику путера са 1 кашиком путера на средњој ватри. Додајте лук и кувајте, повремено мешајући, док не омекша, око 15 минута.

2.У великој холандској рерни или другом дубоком, тешком лонцу са поклопцем који добро пристаје, истопите преостали путер и уље на средњој ватри. Поспите брашно на лист воштаног папира. Уваљајте месо у брашно, отресите вишак. Додајте само толико комада у тигањ тако да се удобно уклапају без притискања једни на друге. Како месо порумени, пребацимо га на тањир, па на исти начин пржимо и преостало месо.

3.Када је сво месо пор–менило и уклоњено, додајте вино у тигањ и прокувајте, стружући дно тигања да би се запечени комадићи умешали у вино. Кувајте 1 минут.

четири.Вратите месо у тигањ. Додајте лук, зачине и бујон. Зачините сољу и бибером. Доведите до кључања и поклопите лонац. Кувајте, повремено мешајући, 3 сата или док месо не омекша када га пробушите виљушком. Додајте мало воде ако течност постане превише густа. Послужите топло.

Бибер говеђи паприкаш

Пепосо

Прави 6 порција

Тосканци припремају ову зачињену чорбицу са телећом или говеђом коленом, али ја више волим говеђе месо без костију. Према Ђованију Ригију Парентију, аутору Ла Гранде Цуцина Тосцана, када су паприке давно биле изузетно скупе, кувари су скупљали бибер у зрну од кришки саламе док их није било довољно за прављење пепососа.

Мој пријатељ Марко Бартолини Балдели, власник винарије Фатториа ди Багноло, рекао ми је да је овај гулаш омиљено јело тосканских зидара у Импрунети који су га кували у својим рернама. Боца Фатториа ди Багноло Цхианти Цолли Фиорентини Рисерва је савршена пратња.

2 кашике маслиновог уља

3 фунте говеђег меса, исеченог на комаде од 2 инча

Сол и свеже млевени црни бибер

2 чена белог лука, ситно исецкана

2 шоље сувог црног вина

1 1/2 шоље парадајза са семенкама и сецканим

1 кашичица свеже млевеног црног бибера, или по укусу

једно.У великом тигању или другом дубоком, тешком лонцу
са поклопцем који добро пристаје, загрејте уље на средњој
ватри. Осушите говедину и поруменипе са свих страна у
серијама без преоптерећења тигања, око 10 минута по
серији. Поспите сољу и бибером. Пребаците месо на тањир.

2.У тигању у масноћу умешајте бели лук. Додајте црно вино,
со и бибер по укусу и парадајз. Пустите да проври и вратите
месо у шерпу. Додајте тек толико хладне воде да покрије
месо. Покријте лонац. Смањите топлоту на ниску и кувајте,
повремено мешајући, 2 сата.

3.Додајте вино и кувајте још 1 сат, или док говедина не
омекша када се пробуши виљушком. Пробајте и
прилагодите зачине. Послужите топло.

фурлански говеђи паприкаш

Манзо у Скуазету

Прави 6 порција

Пилетина, говедина и патка су само неке од различитих врста меса које се кувају у Куаса, што значи "чорба" на дијалекту Фриули-Венеција Ђулије.

ᵉднᵒ/2 шоље сушених вргања

1 чаша топле воде

ᵉднᵒ/4 шоље маслиновог уља

3 фунте говеђег меса, исеченог на комаде од 2 инча

2 велика лука, ситно исецкана

2 кашике парадајз пасте

1 чаша сувог црног вина

2 ловорова листа

Прстохват млевених каранфилића

Сол и свеже млевени црни бибер

2 домаће шоље<u>месна чорба</u>или говеђи бујон купљен у продавници

једно.Потопите печурке у воду 30 минута. Уклоните печурке и сачувајте течност. Исперите печурке под хладном текућом водом да бисте уклонили песак, обраћајући посебну пажњу на крајеве стабљика где се накупља земља. Печурке крупно исецкати. Процедите течност од печурака кроз папирни филтер за кафу у посуду.

2.Загрејте уље у великом тигању на средњој ватри. Разговарајте о говедини. Додајте говедину и добро пропржите са свих страна, око 10 минута, пребацујући комаде на тањир када порумене.

3.Додајте лук у шерпу и кувајте док не омекша, око 5 минута. Умешајте парадајз пасту. Додајте вино и доведите течност до кључања.

четири.Вратите месо у тигањ. Додајте печурке и њихову течност, ловоров лист, каранфилић, со и бибер по укусу. Додајте бујон. Покријте и динстајте, повремено мешајући, док месо не омекша и течност не испари, 2,5 до 3 сата. Ако има превише течности, отворите посуду последњих 30 минута. Уклоните ловоров лист. Послужите топло.

Ловачки паприкаш од мешаног меса

Сцоттилла

Прави 8 до 10 порција

У Тоскани, када је меса било мало, неколико ловаца би се окупило и додало мале комаде меса које су имали да би направили овај сложени гулаш. Може се додати или заменити било шта, од говедине, пилетине, јагњетине или свињетине до фазана, зеца или бисерке. Што је месо разноврсније, укус чорбе ће бити богатији.

једно/4 шоље маслиновог уља

1 пилетина, исечена на 8 делова

1 фунта телећег гулаша без костију, исеченог на комаде од 2 инча

Јагњеће плећке од 1 фунте, исечене на комаде од 2 инча

1 фунта свињске лопатице, исечене на комаде од 2 инча

1 велики црвени лук, ситно исецкан

2 нежна ребра целера, сецкана

2 велике шаргарепе, ситно исецкане

2 чена белог лука, ситно исецкана

1 чаша сувог црног вина

Со

једно/2 кашичице млевене црвене паприке

2 шоље сецканог парадајза, свежег или конзервираног

1 кашика сецканог свежег рузмарина

2 домаће шољеПилећи бујон,месна чорбаили купљену у продавници пилећу или говеђу чорбу

Гарнисх

8 кришки италијанског или француског хлеба

2 велика чена белог лука, ољуштена

једно.У холандској рерни довољно великој да у њу стане све састојке, или другом дубоком, тешком лонцу са поклопцем који добро пристаје, загрејте уље на средњој ватри. Осушите месо. Додајте онолико комада колико вам је удобно у једном слоју. Добро пропржите комаде са свих страна, око 10 минута по серији, а затим пребаците на тањир. Наставите док сво месо не порумени.

2. Додајте лук, целер, шаргарепу и бели лук у тигањ. Кувајте, често мешајући, док не омекша, око 10 минута.

3. Вратите месо у шерпу и додајте вино, со по укусу и млевену црвену паприку. Доведите течност до кључања. Додајте парадајз, рузмарин и бујон. Смањите топлоту тако да течност једва да мехуриће. Кувајте, повремено мешајући, док сво месо не омекша, око 90 минута. (Додајте мало воде ако се сос превише осуши.)

четири. Препеците кришке хлеба и истрљајте их ољуштеним белим луком. Месо и сос поређајте на велики тањир. Распоредите кришке хлеба около. Послужите топло.

говеђи гулаш

Гулаш ди Манцо

Прави 8 порција

Северни део Трентино-Алто Адиђеа некада је био део Аустрије; припојена је Италији после Првог светског рата. Као резултат тога, храна је аустријска, али са италијанским додатком.

Осушени зачини као што је паприка су добри само око шест месеци након отварања контејнера. Након тога, арома нестаје. Приликом припреме ове чорбе вреди купити нову теглу. Обавезно користите паприку увезену из Мађарске. Можете користити сву слатку паприку или комбинацију слатког и љутог по вашем укусу.

3 кашике масти, сланине или биљног уља

2 фунте говеђег меса без костију, исеченог на комаде од 2 инча

Сол и свеже млевени црни бибер

3 велика лука, танко нарезана

2 чена белог лука, исецкана

2 шоље сувог црног вина

једно/4 шоље слатке мађарске паприке или комбинација слатке и
зачињене паприке

1 ловоров лист

2 инча трака лимунове коре

1 кашика парадајз пасте двоструке јачине

1 кашичица млевеног кима

једно/2 кашичице сушеног мајорана

Свеж лимунов сок

једно.У великом мангалу или другом дубоком, тешком лонцу
са поклопцем који добро пристаје, загрејте маст или маст на
средњој ватри. Осушите месо и ставите у тигањ тачно
онолико комада колико је згодно да стане у један слој.
Добро пропржите комаде са свих страна, око 10 минута по
серији. Месо пребаците у тањир и поспите сољу и бибером.

2.Додајте лук у тигањ и кувајте, често мешајући, док не
омекша и порумени, око 15 минута. Додајте бели лук.
Додајте вино и остружите дно лонца. Вратите месо у тигањ.
Доведите течност до кључања.

3.Додајте паприку, ловоров лист, лимунову корицу, парадајз пасту, ким и мајоран. Додајте толико воде да једва покрије месо.

четири.Покријте шерпу и кувајте 2,5 до 3 сата, или док месо не омекша. Умешајте сок од лимуна. Уклоните ловоров лист и лимунову корицу. Пробајте и прилагодите зачине. Послужите топло.

Римски рагу од воловског репа

Кода алла Ваццхинара

Прави 4 до 6 порција

Иако у воловском репу нема много меса, оно што је тамо је веома укусно и мекано када се лагано крчка на римски начин. Остатак соса је добар за ригатони или другу густу тестенину.

^{једно}/4 шоље маслиновог уља

3 фунте воловског репа, исеченог на комаде од 1 1/2 инча

1 велики лук, исецкан

2 чена белог лука, ситно исецкана

1 чаша сувог црног вина

2 1/2 шоље ољуштеног, очишћеног од семена и сецканог свежег парадајза или сушеног и сецканог парадајза из конзерве

^{једно}/4 кашичице млевених каранфилића

Со и свеже млевени црни бибер

2 чаше воде

6 нежних ребара целера, исецканих

1 кашика сецкане црне чоколаде

3 кашике пињола

3 кашике сувог грожђа

једно. У великом тигању или другом дубоком, тешком тигању са поклопцем који добро пристаје, загрејте маслиново уље. Осушите воловски реп и додајте у лонац онолико комада колико ће удобно стати у један слој. Добро пропржите комаде са свих страна, око 10 минута по серији. Пребаците комаде на тањир.

2. Додајте лук и кувајте, повремено мешајући, док не порумени. Додајте бели лук и кувајте још 1 минут. Сипајте вино, стругајући дно лонца.

3. Вратите воловски реп у лонац. Додајте парадајз, каранфилић, со и бибер по укусу и воду. Покријте лонац поклопцем и доведите течност до кључања. Смањите ватру и кувајте, повремено мешајући, док месо не омекша и не одвоји се од костију, око 3 сата.

четири. У међувремену, проври велики лонац воде. Додајте целер и кувајте 1 минут. Добро оцедите.

5.Помешајте чоколаду у чинији за воловски реп. Додајте целер, пињоле и суво грожђе. Довести до кључања. Послужите топло.

Пирјана говеђа коленица

Гарретто ал Вино

Прави 6 порција

Дебеле кришке говеђе коленице динстане са поврћем и црвеним вином у овом укусном споро куваном јелу. Кувано поврће које иде уз њега се пасира са соком од кувања како би се добио укусан сос од меса. Послужите уз кромпир или паленту, или прелијте сосом.њоке од кромпира.

2 кашике несланог путера

1 кашика маслиновог уља

3 (11/2 инча) кришке говеђе коленице (око 3 фунте), добро исечене

Сол и свеже млевени црни бибер

4 шаргарепе, сецкане

3 ребра целера, сецкана

1 велики лук, исецкан

2 шоље сувог црног вина

1 ловоров лист

једно.У великом тигању или другом дубоком, тешком тигању са поклопцем који добро пристаје, истопите путер и путер. Осушите месо и добро запржите са свих страна, око 10 минута. Поспите сољу и бибером. Пребаците месо на тањир.

2.Додајте поврће и кувајте, често мешајући, док не порумени, око 10 минута.

3.Додајте вино и кувајте, стружући дно шерпе дрвеном кашиком. Кувајте вино 1 минут. Вратите говедину у шерпу и додајте ловоров лист.

четири.Покријте тигањ и смањите топлоту на ниско. Ако течност превише испари, додајте мало топле воде. Кувајте 2,5 до 3 сата, окрећући месо с времена на време док не омекша када се избоде ножем.

5.Пребаците месо у тањир и поклопите да остане топло. Баците ловоров лист. Провуците поврће кроз млин за храну или га исецкајте у блендеру. Пробајте и прилагодите зачине. Загрејте ако је потребно. Премажите сос од поврћа преко говедине. Послужите одмах.

Патлиџан пуњен говединoм

Меланзан Рипиен

Прави 4 до 6 порција

Мали патлиџани, дужине око три центиметра, идеални су за фил. Добри су врући или на собној температури.

2 1/2 шоље било ког Парадајз сос

8 малих патлиџана

Со

12 унци млевене говедине

2 унце сецкане саламе или увезене италијанске пршуте

1 велико јаје

1 чен белог лука, ситно исечен

једно/3 шоље обичних сувих презли

једно/4 шоље ренданог Пецорино Романо или Пармигиано Реггиано

2 кашике сецканог свежег першуна

Сол и свеже млевени црни бибер

једно.Припремите парадајз сос ако је потребно. Затим поставите решетку у средину рерне. Загрејте рерну на 375 ° Ф. Намажите маслацем посуду за печење од 12" к 9" к 2".

2.Доведите велики лонац воде до кључања. Патлиџанима одрежите врхове и преполовите патлиџане по дужини. Додајте патлиџан у воду са сољу по укусу. Крчкајте док патлиџан не омекша, 4 до 5 минута. Патлиџане оцедити у цедиљку да се оцеде и охладе.

3.Извадите месо сваког патлиџана малом кашиком, остављајући љуску дебљине 1/4 инча. Исеците пулпу и ставите је у велику посуду. Поређајте шкољке у посуду за печење кожом надоле.

четири.У пулпу патлиџана додајте говедину, саламу, јаје, бели лук, презле, сир, першун, со и бибер по укусу. Сипајте смешу у љуске патлиџана, поравнавајући врхове. Преко патлиџана намажите парадајз сос.

5.Пеците док се не заврши фил, око 20 минута. Послужите топло или на собној температури.

Наполитанске ћуфте

Паулпетт

Прави 6 порција

Моја мама је правила ове ћуфте једном недељно да их додам у велики лонац чорбе. Кад год није гледала, неко је узео једну из лонца да поједе као ужину. Наравно да сам знао, па сам често правио дуплу порцију.

3 шоље Напуљски гулаш или Маринара сос

1 фунта млевене говедине

2 велика јаја, умућена

1 велики чен белог лука, ситно исечен

једно/2 шоље свеже ренданог пецорино романо

једно/2 шоље презле

2 кашике ситно сецканог свежег першуна

1 кашичица соли

Свеже млевени црни бибер

једно.Припремите чорба или сос ако је потребно. Затим у великој чинији помешајте говедину, јаја, бели лук, сир, презле, першун, со и бибер по укусу. Све састојке темељно измешајте рукама.

2.Исперите руке хладном водом да спречите лепљење, а затим лагано обликујте смешу у куглице од 2 инча. (Ако правите ћуфте за лазање или зити, обликујте месо у мале куглице величине малог грожђа.)

3.Загрејте уље у великом тешком тигању на средњој ватри. Додајте ћуфте и динстајте док не порумене са свих страна, око 15 минута. (Пажљиво их преокрените хваталькама.) Ћуфте пребаците на тањир.

четири.Пребаците ћуфте у шерпу са чорбицом или парадајз сосом. Кувајте док не омекша, око 30 минута. Послужите топло.

194

Ћуфте са пињолима и сувим грожђем

Полпетте џон Пиноли е Уве Сеццхе

Прави 20 месних округлица од 2 инча

Тајна добре сочне месне округлице или месне штруце је да у смешу додате хлеб или презле. Хлеб упија сокове од меса и задржава их док се месо кува. Да би се добила хрскава кора, ове ћуфте се пре кувања уваљају и у презле. Овај рецепт ми је дао мој пријатељ Кевин Бенвенути, који поседује гурманску радњу у Вестину на Флориди. Рецепт је припадао његовој баки Царолине.

Неки кувари воле да прескоче корак пржења и додају ћуфте директно у сос. Котлети су мекши. Више волим чвршћу текстуру и бољи укус који добијате приликом печења.

3 шоље<u>Напуљски гулаш</u>или друго<u>парадајз сос</u>

1 шоља обичних сувих презли

4 кришке италијанског хлеба, уклоњене коре и исечене на мале комаде (око 2 шоље)

ʲᵉᵈⁿᵒ/2 шоље млека

2 фунте мешане говедине, телетине и свињетине

4 велика јаја, лагано умућена

2 чена белог лука, ситно исецкана

2 кашике ситно сецканог свежег першуна

једно/2 шоље сувог грожђа

једно/2 шоље пињола

једно/2 шоље ренданог Пецорино Романо или Пармигиано Реггиано

11/2 кашичице соли

једно/4 кашичице свеже млевеног мушкатног орашчића

Свеже млевени црни бибер

једно/4 шоље маслиновог уља

једно.Припремите чорба или сос ако је потребно. Ставите презле у плитку посуду. Затим потопите хлеб у млеко 10 минута. Оцедите хлеб и исцедите вишак течности.

2.У великој чинији помешајте месо, хлеб, јаја, бели лук, першун, суво грожђе, пињоле, сир, со, мушкатни орашчић и бибер по укусу. Све састојке темељно измешајте рукама.

3. Исперите руке хладном водом да спречите лепљење, а затим лагано обликујте смешу у куглице од 2 инча. Лагано премажите ћуфте у презлама.

четири.Загрејте уље у великом тешком тигању на средњој ватри. Додајте ћуфте и кувајте док не порумене са свих страна, око 15 минута. (Пажљиво их увијте клештима.)

5.Ставите ћуфте у гулаш или сос. Кувајте док не омекша, око 30 минута. Послужите топло.

Ћуфте са купусом и парадајзом

Полпеттине Стуфато џон Цаволо

Прави 4 порције

Ћуфте су једно од оних јела која задовољавају душу, а кувају се скоро свуда, посебно у свим регионима Италије. Међутим, Италијани никада не служе ћуфте са шпагетима. Чини им се да ће тежина меса блокирати нежне нити тестенине. Такође, тестенина је прво јело, а свако месо веће од залогаја служи се као друго. У овом рецепту из Фриули Венеције Ђулије, ћуфте се послужују са динстаним купусом. Ово је издашно јело које се може послужити у хладно вече.

2 чена белог лука, ситно исецкана

2 кашике маслиновог уља

1 мала главица купуса, исецкана

1 1/2 шоље сушених конзервираних целих парадајза, сецканих

Со

Ћуфте

1 шоља исецканог италијанског или француског хлеба, без коре

једно/2 шоље млека

1 фунта млевене говедине

1 велико јаје, умућено

једно/2 шоље свеже ренданог Пармигиано Реггиано

1 велики чен белог лука, сецкани

2 кашике сецканог свежег першуна

Сол и свеже млевени црни бибер

једно/4 шоље маслиновог уља

једно. У великом тигању пропржите бели лук на маслиновом уљу на средњој ватри док не порумени, око 2 минута. Додајте купус и добро промешајте. Додајте парадајз и сол по укусу. Покријте и кувајте на лаганој ватри, повремено мешајући, 45 минута.

2. У средњој посуди помешајте хлеб и млеко. Оставите да одстоји 10 минута, а затим исцедите вишак млека.

3.У великој чинији помешајте говедину, хлеб, јаје, сир, бели лук, першун, со и бибер по укусу. Све састојке темељно измешајте рукама.

четири.Исперите руке хладном водом да спречите лепљење, а затим лагано обликујте месну мешавину у куглице од 5 цм. Загрејте уље у великом тигању на средњој ватри. Пржите ћуфте док лепо не поруме са свих страна. (Пажљиво их преокрените хваталькама.) Ћуфте пребаците на тањир.

5.Ако у шерпи са купусом има много течности, склоните поклопац и кувајте док се не редукује. Додајте ћуфте и прелијте их купусом. Кувајте још 10 минута. Послужите топло.

Болоњез ћуфте

Полпетте алла Бологнесе

Прави 6 порција

Овај рецепт је моја адаптација јела у Тратториа Гигина у Болоњи. Иако је домаћи као и сваки рецепт за ћуфте, мортадела у мешавини меса и крем у сосу од парадајза чине га мало префињенијим.

Сос

1 мали лук, ситно исецкан

1 средња шаргарепа, ситно исецкана

1 мало нежно ребро целера, ситно исецкано

2 кашике маслиновог уља

11/2 шоље парадајз пиреа

једно/2 шоље густе павлаке

Сол и свеже млевени црни бибер

Ћуфте

1 фунта немасне млевене говедине

8 унци мортаделе

^{једно}/2 шоље свеже ренданог Пармигиано Реггиано

2 велика јаја, умућена

^{једно}/2 шоље обичних сувих презли

1 кашичица кошер или морске соли

^{једно}/4 кашичице млевеног мушкатног орашчића

Свеже млевени црни бибер

једно.Направите сос: У великој шерпи или дубоком тешком тигању, пропржите лук, шаргарепу и целер на маслиновом уљу на средњој ватри док не порумене и омекшају, око 10 минута. Додајте парадајз, павлаку, со и бибер по укусу. Довести до кључања.

2.Припремите ћуфте: Ставите састојке за ћуфте у велику посуду. Све састојке темељно измешајте рукама. Исперите руке хладном водом да спречите лепљење, а затим лагано обликујте смешу у куглице од 2 инча.

3.Пребаците ћуфте у сос који се крчка. Покријте и кувајте, повремено окрећући ћуфте, док не омекшају, око 20 минута. Послужите топло.

Ћуфте у Марсали

Полпетт ал Марсала

Прави 4 порције

Мој пријатељ Артур Шварц, кулинарски стручњак у Напуљу, описао ми је овај рецепт за који каже да је веома популаран у Напуљу.

1 шоља италијанског хлеба без коре, исецканог на комаде

јед^{но}/4 шоље млека

Око 1/2 шоље вишенаменског брашна

1 фунта млевене говедине

2 велика јаја, умућена

јед^{но}/2 шоље свеже ренданог Пармигиано Реггиано

јед^{но}/4 шоље сецкане шунке

2 кашике сецканог свежег першуна

Сол и свеже млевени бибер

3 кашике несланог путера

^{једно}/2 шоље суве марсале

^{једно}/2 шоље домаћег<u>месна чорба</u>или говеђи бујон купљен у продавници

једно.У малој посуди потопите хлеб у млеко 10 минута. Исцедите течност. Ставите брашно у плитку посуду.

2.Ставите хлеб, говедину, јаја, сир, шунку, першун, со и бибер у велику чинију. Све састојке темељно измешајте рукама. Исперите руке хладном водом да спречите лепљење, а затим лагано обликујте смешу у осам лоптица од 2 инча. Уваљајте куглице у брашно.

3.У тигању довољно великом да држите све ћуфте, истопите путер на средњој ватри. Додајте ћуфте и кувајте, лагано окрећући хваталькама, док не порумене, око 15 минута. Додајте марсалу и чорбу. Кувајте док течност не испари и ћуфте се кувају, 4 до 5 минута. Послужите топло.

Месна штруца у старом напуљском стилу

Полпеттоне ди Санта Цхиара

Прави 4 до 6 порција

Овај рецепт захтева печење у рерни, иако је векна првобитно морала да се пржи у тигању, а затим кува са мало вина у поклопљеном тигању. Тврдо кувана јаја у средини стварају ефекат биковa ока док се векна реже. Иако се сва говедина користи у овом рецепту, мешавина млевене говедине добро функционише.

2/3 шоље јучерашњег италијанског хлеба без коре

једно/3 шоље млека

1 фунта млевене говедине

2 велика јаја, умућена

Сол и свеже млевени црни бибер

4 унце недимљене шунке, сецкане

једно/2 шоље сецканог пецорино романо или проволоне сира

4 кашике обичних сувих презли

206

2 тврдо кувана јаја

једно. Ставите сталак у средину рерне. Загрејте рерну на 350 ° Ф. Намажите маслацем четвртасту посуду за печење од 9 инча.

2. Потопите хлеб у млеко 10 минута. Исцедите хлеб да уклоните вишак течности.

3. У великој чинији помешајте говедину, хлеб, јаја, со и бибер по укусу. Умешајте шунку и сир.

четири. На великом листу воштаног папира разбацајте половину презла по листу воштаног папира. Распоредите половину мешавине меса на папир у правоугаонику 8" к 4". Ставите два тврдо кувана јајета по дужини у реду низ средину. Прелијте преосталом мешавином меса, притискајући месо заједно да бисте формирали уредну векну дугачку око 8 инча. Ставите хлеб у припремљену посуду. Поспите преостале мрвице по врху и са стране.

5. Пеците векну око 1 сат, или док унутрашња температура не достигне 155 ° Ф на термометру за тренутно очитавање. Оставите да се охлади 10 минута пре резања. Послужите топло.

Печење са црним вином

Брасато ал Бароло

Прави 6 до 8 порција

Пијемонтски кувари пеку велике комаде говедине у локалном вину Бароло, али ће бити довољна и друга сува црвена вина.

3 кашике маслиновог уља

1 говеђе месо без костију или округло печење (око 3 1/2 фунте)

2 унце панцете, сецкане

1 средњи лук, исецкан

2 чена белог лука, ситно исецкана

1 шоља сувог црног вина, као што је Бароло

2 шоље ољуштеног, очишћеног од семена и сецканог парадајза

2 домаће шоље<u>месна чорба</u>или говеђи бујон купљен у продавници

2 шаргарепе, сецкане

1 ребро целера, сецкано

2 кашике сецканог свежег першуна

Сол и свеже млевени црни бибер

једно. У великом тигању или другом дубоком, тешком лонцу
са поклопцем који добро пристаје, загрејте уље на средњој
ватри. Додајте говедину и добро пропржите са свих страна,
око 20 минута. Зачините по укусу сољу и бибером.
Пребаците на тањир.

2. Убаците све осим две кашике масти. Додајте панцету, лук и
бели лук у шерпу. Кувајте, често мешајући, док не омекша,
око 10 минута. Додајте вино и прокувајте.

3. Додајте парадајз, бујон, шаргарепу, целер и першун.
Покријте лонац поклопцем и доведите течност до кључања.
Кувајте на лаганој ватри, повремено окрећући месо, 2,5 до 3
сата, или док не омекша када га пробушите виљушком.

четири. Пребаците месо на тањир. Покријте и држите на
топлом. Ако вам се чини да је течност у лонцу превише
ретка, појачајте ватру и кувајте док се течност мало не
смањи. Пробајте сос и прилагодите зачинима. Исеците
говедину и послужите топло са сосом.

Печење у лонцу са сосом од лука и тестенином

Ла Геновесе

Прави 8 порција

Лук, шаргарепа, пршута и салама су главни састојци укуса овог нежног печења. Ово је стари напуљски рецепт који, за разлику од већине локалних јела, не садржи парадајз. Историчари објашњавају да су ово јело пре неколико векова кући донели морнари који су путовали између лука Ђенове и Напуља.

Ла Геновесе је био специјалитет моје баке, који је служио сос од лука на врху мафалдеа, дугих трака од тестенине са скутом или дугих фусила. Сецкано месо је затим јело са преосталим сосом као друго јело.

2 кашике маслиновог уља

1 говеђе месо без костију или округло печење (око 3 1/2 фунте)

Со и свеже млевени црни бибер

6 до 8 средњих лука (око 3 фунте), танко нарезаних

6 средњих шаргарепа, танко исечених

2 унце ђеновљанске саламе, танко исечене

2 унце увозног италијанског пршута, танко исеченог

1 фунта мафалде или фусила

свеже рендани пармигиано-реггиано или пецорино романо

једно.Ставите сталак у средину рерне. Загрејте рерну на 325 ° Ф. У великом тигању или другом дубоком, тешком лонцу са поклопцем који добро пристаје, загрејте уље на средњој ватри. Додајте месо и добро пропржите са свих страна, око 20 минута. Поспите га сољу и бибером. Када месо потпуно порумени, пребаците га у тањир и оцедите масноћу из тигања.

2.Сипајте 1 шољу воде у лонац и остружите дно дрвеном кашиком да бисте олабавили све загореле комадиће. У шерпу додајте лук, шаргарепу, саламу и пршуту. Вратите печење у лонац. Покријте и доведите течност до кључања.

3.Пошаљите лонац у рерну. Кувајте, повремено окрећући месо, 2,5 до 3 сата. или док не постане веома мекан када се прободе виљушком.

четири.Отприлике 20 минута пре него што је месо готово, проври велику шерпу воде. Додајте 2 кашике соли, затим тестенину, лагано притискајући док се потпуно не покрије водом. Кувајте до ал денте, само меког, али чврстог укуса.

5.Када је спремно, пребаците месо на тањир. Покријте и држите на топлом. Пустите да се сос мало охлади. Измутите садржај лонца у пире тако што ћете га проћи кроз млин за храну или га измрсити у машини за обраду хране или блендеру. Пробајте и прилагодите зачине. Вратите сос у шерпу са месом. Пажљиво загрејте.

6.Послужите сос за тестенину. Поспите сиром. По потреби загрејте сос и месо. Месо исеците и послужите као друго јело са преосталим сосом.

Сицилијански пуњени говеђи ролат

Фарсумагру

Прави 6 порција

Фарсумагро на сицилијанском дијалекту или фалсомагро на стандардном италијанском значи "лажно мршав". Назив је вероватно референца на богато пуњење пуњено танком кришком меса. Постоји много варијација овог јела. Неки кувари користе парче телетине уместо говедине за спољни ролат, а млевено телеће или говеђе као фил уместо свињске кобасице. Уместо пршуте понекад се користе шунка, салама или панцета. Други кувари додају поврће попут кромпира или грашка у сос који се крчка.

Најтежи део овог рецепта је добити једну кришку говедине величине око 8" к 6" к 1/2" која се може излупати до 1/4" дебљине. Замолите свог месара да га исече за вас.

12 унци обичне италијанске свињске кобасице без омотача

1 јаје, умућено

једно/2 шоље свеже ренданог пецорино романо

213

ᵉᵈⁿᵒ/4 шоље малих сувих презли

2 кашике сецканог свежег першуна

1 чен белог лука, ситно исечен

Сол и свеже млевени црни бибер

1 фунта говеђег одреска без костију дебљине 1/2 инча

2 унце танко исеченог увезеног италијанског пршута

2 тврдо кувана јаја, ољуштена

3 кашике маслиновог уља

1 лук, ситно исечен

ᵉᵈⁿᵒ/2 шоље сувог белог вина

1 (28 оз) конзерва здробљеног парадајза

1 чаша воде

једно.У великој чинији помешајте свињетину, јаје, сир, презле, першун, бели лук, со и бибер по укусу.

2.Положите велики комад пластичне фолије на равну површину и ставите говедину на врх. Ставите други лист пластике на говедину и лагано истуците да се месо спљошти на око 1/4 инча дебљине.

3. Одбаците горњи лист пластике. На јунетину поређајте кришке пршуте. Распоредите мешавину меса преко пршуте, остављајући ивицу од 1/2 инча. Ставите тврдо кувана јаја у ред на једну дужу страну меса. Пресавијте месо дуж јаја и фила и заролајте као желе, користећи доњи лист пластичне фолије да вам помогне. Памучним кухињским концем вежите ролну у интервалима од 1 инча, као печење.

четири. Загрејте уље на средњој ватри у великом броилеру или другом дубоком, тешком лонцу са поклопцем који добро пристаје. Додајте говеђи ролат и добро пржите са једне стране, око 10 минута. Окрените месо клештима и распршите лук по ободу. Пржите месо са друге стране, око 10 минута.

5. Додајте вино и прокувајте. Додајте сецкани парадајз и воду. Покријте тигањ и кувајте, повремено окрећући месо, око 1,5 сат или док говеђе месо не омекша када га пробушите виљушком.

6. Пребаците месо на тањир. Пустите да се месо охлади 10 минута. Уклоните конце и исеците ролну на кришке

дебљине 1/2 инча.Ређајте кришке на топли тањир. Загрејте сос ако је потребно. Прелијте месо сосом и послужите.

Похована пецива са сосом од маслина

Филет Оливиер

Прави 8 до 10 порција

Нежно печење од филета за елегантну вечеру. Послужите топло или на собној температури са богатим сосом од маслина или заменом.Сос од сушеног парадајза. Никада не кувајте овај комад меса изнад средње печења или ће бити сув.

сос од маслина

3 кашике маслиновог уља

2 кашике балзамико сирћета

1 кашичица соли

Свеже млевени црни бибер

1 говеђе месо, исечено и везано (око 4 фунте)

1 кашика сецканог свежег рузмарина

једно.Припремите сос ако је потребно. Умутити уље, сирће, со и обилно млевени бибер. Ставите говедину у велики бројлер и прелијте маринадом, окрећући месо да се прекрије са свих страна. Покријте плех фолијом и маринирајте 1 сат на собној температури или до 24 сата у фрижидеру.

2. Ставите сталак у средину рерне. Загрејте рерну на 425 ° Ф. Пеците говедину 30 минута или док температура у најдебљем делу не достигне 125°Ф за средње ретки термометар за инстант очитавање. Пребаците печење из рерне на тањир.

3. Оставите да одстоји 15 минута пре резања. Месо исеците на кришке дебљине 1/2 инча и послужите топло или на собној температури са сосом.

Мешано кувано месо

Боллито Мисто

Прави 8 до 10 порција

Боллито мисто, што значи "мешано врело", је комбинација меса и поврћа који се полако кувају заједно у течности која кључа. У северној Италији, тестенина се додаје у чорбу да би се направило прво јело. Месо се исече и сервира са разним сосовима. Боллито мисто је веома свечан и може бити импресивна вечера за гомилу.

Сваки регион има свој начин кувања. Пијемонтски инсистирају да се припрема од седам врста меса и служи са сосом од парадајза и паприке. Зелени сос је вероватно најтрадиционалнији, док је у Емилији-Ромањи и Ломбардији типична мостарда, воће које се чува у слатком сирупу од сенфа. Мостарда се може купити на многим италијанским пијацама и гурманским радњама.

Иако се боллито мисто лако припрема, потребно је дуго кључање. Израчунајте отприлике четири сата од тренутка укључивања грејања. Када је сво месо готово, може се оставити на топлом у тигању још сат времена. Да бисте *кували котечино или друге велике кобасице, потребан вам је посебан лонац, јер ће маст коју испушта учинити чорбу масном.*

Поред сосова, месо волим да сервирам уз чорбе као што су шаргарепа, тиквице и кромпир.

1 велики зрео парадајз, исечен на пола и без семена

4 гранчице першуна са петељкама

2 ребра целера са листовима, крупно исецкана

2 велике шаргарепе, грубо исецкане

1 велики лук, грубо исечен

1 чен белог лука

1 печена говедина, без костију, око 3 фунте

Со

зелени сосилиЦрвена паприка и парадајз сос

1 телећа лопатица без костију, умотана и везана, око 3 фунте

1 котецхино или друга велика кобасица од белог лука, око 1 лб

1 цела пилетина, око 3 1/2 фунте

једно.У шерпи од 5 галона или две мање шерпе истог капацитета помешајте поврће и 3 литре воде. Доведите до кључања на средњој ватри.

2.Додајте говедину и 2 кашичице соли. Кувајте 1 сат након што течност поново прокључа. У међувремену, по потреби припремите сос.

3.Додајте телетину у лонац; након што течност поново прокључа, кувајте 1 сат. По потреби додајте још воде да месо буде покривено.

четири.У посебном лонцу помешајте цотецхино са водом да покрије 1 инч. Покријте поклопцем и доведите до кључања. Кувајте 1 сат.

5.Додајте пилетину у шерпу са телетином и говедином. Доведите до кључања и кувајте, окрећући пилетину једном или двапут, 1 сат или док сво месо не омекша када га пробушите виљушком.

6.Великом кашиком скините маст са површине чорбе. Окусите и прилагодите соли. (Ако чорбу сервирате као прво јело, мало чорбе процедите у шерпу, а месо са преосталом чорбом оставите у шерпи да се загреје. Чорбу прокувајте и у њој динстајте тестенину. Послужите топло са ренданим Пармиђано-Ређано.)

Маринирани свињски котлети на жару

Брациоле ди Маиале аи Ферри

Прави 6 порција

Ово је одличан рецепт за брзу летњу вечеру. Да бисте проверили спремност свињских котлета, направите мали рез близу кости. Месо би и даље требало да буде благо ружичасто.

1 чаша сувог белог вина

једно/4 шоље маслиновог уља

1 мали лук, танко нарезан

1 чен белог лука, ситно исечен

1 кашика сецканог свежег рузмарина

1 кашика сецкане свеже жалфије

6 свињских котлета, дебљине око 3/4" у средини

Кришке лимуна, за украс

једно. Помешајте вино, уље, црни лук, бели лук и зачинско биље у довољно великој посуди за печење да држите котлете у једном слоју. Додајте котлете, покријте и оставите у фрижидеру најмање 1 сат.

2.Поставите роштиљ или сталак за роштиљ око 5 инча од извора топлоте. Загрејте роштиљ или бројлер. Осушите котлете папирним убрусима.

3.Пеците месо на роштиљу 5 до 8 минута или док не порумени. Окрените котлете хваталькама и пеците са друге стране 6 минута, или док не порумене и благо порумене када се исеку близу кости. Послужите топло, украшено кришкама лимуна.

Фурланска свињска ребра

Спунтатуре ди Маиале алла Фриулана

Прави 4 до 6 порција

У Фроуилију, ребра се лагано крчкају на лаганој ватри док месо не омекша и не отпадне са кости. Послужите их уз пире кромпир или обичан рижото.

2 домаће шољемесна чорбаили говеђи бујон купљен у продавници

3 фунте свињских ребара, исечених на појединачна ребра

3/4 шоље вишенаменског брашна

Сол и свеже млевени црни бибер

3 кашике маслиновог уља

1 велики лук, исецкан

2 средње шаргарепе, сецкане

једно/2 шоље сувог белог вина

једно.Припремите бујон ако је потребно. Осушите ребра папирним убрусима.

2.На листу воштаног папира помешајте брашно, со и бибер по укусу. Ребра уваљајте у брашно, па их протресите да уклони вишак.

3.Загрејте уље у широком тешком тигању на средњој ватри. Додајте онолико ребара колико стане у један слој и добро их пржите са свих страна, око 15 минута. Пребаците ребра на тањир. Понављајте док сва ребра не порумене. Оцедите све осим 2 кашике масти.

четири.Додајте лук и шаргарепу у тигањ. Кувајте, повремено мешајући, док не порумени, око 10 минута. Додајте вино и кувајте 1 минут, стружући и бацајући посмеђене комадиће са дна тигања дрвеном кашиком. Вратите ребра у шерпу и додајте чорбу. Доведите течност до кључања. Смањите ватру на малу, поклопите и кувајте, повремено мешајући, око 1,5 сат или док месо не омекша и не отпадне са кости. (Додајте воду ако се месо превише осуши.)

5.Пребаците ребра на топли тањир за сервирање и одмах послужите.

Ребра са парадајз сосом

Спунтатуре ал Помодоро

Прави 4 до 6 порција

Мој муж и ја смо јели ова ребра у нашој омиљеној остерији, лежерном породичном ресторану у Риму под називом Енотеца Цорси. Отворен је само за ручак, а мени је веома ограничен. Али свакодневно је пуна гомиле радника из оближњих канцеларија, привучени веома ниским ценама и укусном домаћом храном.

2 кашике маслиновог уља

3 фунте свињских ребара, исечених на појединачна ребра

Сол и свеже млевени црни бибер

1 средњи лук, ситно исецкан

1 средња шаргарепа, ситно исецкана

1 нежно ребро целера, ситно исецкано

2 чена белог лука, ситно исецкана

4 листа жалфије, исецкана

^{једно}/2 шоље сувог белог вина

2 шоље сецканог парадајза из конзерве

једно.Загрејте уље у тигању или широком тешком тигању на средњој ватри. Додајте само толико ребара да се удобно уклопе у тигањ. Запржите их добро са свих страна, око 15 минута. Пребаците ребра на тањир. Поспите сољу и бибером. Наставите са преосталим ребрима. Када сте спремни, кашиком извадите све осим 2 кашике масти.

2.Додајте лук, шаргарепу, целер, бели лук и жалфију и кувајте док не омекша, око 5 минута. Додајте вино и прокувајте 1 минут, мешајући дрвеном кашиком, стругајући и миксајући смеђе комадиће са дна шерпе.

3.Вратите ребра у лонац. Додајте парадајз, со и бибер по укусу. Кувајте 1 до 1 1/2 сата, или док ребра не омекшају и док се месо не одвоји од костију.

четири.Пребаците ребра и парадајз сос на тањир за сервирање и одмах послужите.

Зачињена тосканска ребра

Спунтатуре алла Тосцани

Прави 4 до 6 порција

Заједно са пријатељима из компаније за маслиново уље Луцини посетио сам дом маслинара у региону Кјанти у Тоскани. Наша група новинара је ручала у маслињаку. После разних брускета и салама, послужили су нас бифтек, кобасице, ребарца и поврће на жару преко лозних резница. Свињска ребарца маринирана у укусној мешавини маслиновог уља и згњечених зачина била су моја омиљена и сви смо покушавали да погодимо шта је у мешавини. Цимет и комарач су били једноставни, али смо сви били изненађени када смо сазнали да је још један зачин звездасти анис. Волим да користим мала ребра за овај рецепт, али свињска ребра раде исто тако.

2 звездице аниса

1 кашика семена комарача

6 бобица клеке, лагано згњечене са стране тешког ножа

1 кашика кошер или фине морске соли

1 кашичица цимета

229

1 кашичица фино млевеног црног бибера

Прстохват млевене црвене паприке

4 кашике маслиновог уља

Ребра од 4 фунте, исечена на појединачна ребра

једно.У млину за зачине или блендеру помешајте звездасти анис, коморач, клеку и со. Самељите док се фино млевите, око 1 минут.

2.У великој плиткој посуди помешајте садржај млевења зачина са циметом, црним и црвеним бибером. Додајте уље и добро промешајте. Утрљајте смешу по целом ребру. Ставите ребра у посуду. Покријте пластичном фолијом и оставите у фрижидеру 24 сата, повремено мешајући.

3.Поставите роштиљ или сталак за роштиљ око 6 инча од извора топлоте. Загрејте роштиљ или бројлер. Осушите ребра, а затим их пеците на роштиљу или кувајте, често окрећући, док не порумене и кувају, око 20 минута. Послужите топло.

Ребра и пасуљ

Пунтини и Фагиоли

Прави 6 порција

Када знам да је пред собом напорна недеља, волим да правим овај гулаш. Побољшавају се само када се направе унапред и само их треба брзо подгрејати да би се направила обилна вечера. Послужите их са куваним зеленилом попут спанаћа или ескарола, или са зеленом салатом.

2 кашике маслиновог уља

3 фунте свињских ребара у сеоском стилу, исечених на појединачна ребра

1 лук, сецкани

1 шаргарепа, сецкана

1 чен белог лука, ситно исечен

21/2 фунте свежег парадајза, ољуштеног, засеченог и исецканог, или 1 (28 оз) конзерва пелата, сецканог

1 (3 инча) гранчица рузмарина

1 чаша воде

Сол и свеже млевени црни бибер

3 шоље куваних или конзервираних канелина или пасуља од бруснице, оцеђених

једно. У великом тигању или другом дубоком, тешком лонцу са поклопцем који добро пристаје, загрејте уље на средњој ватри. Додајте само толико ребара да се удобно уклопе у тигањ. Запржите их добро са свих страна, око 15 минута. Пребаците ребра на тањир. Поспите сољу и бибером. Наставите са преосталим ребрима. Када је готово, оцедите све осим 2 кашике масти.

2. Додајте лук, шаргарепу и бели лук у лонац. Кувајте, често мешајући, док поврће не омекша, око 10 минута. Додајте ребра, затим парадајз, рузмарин, воду, со и бибер по укусу. Пустите да проври на лаганој ватри и кувајте 1 сат.

3. Додајте пасуљ, поклопите и кувајте 30 минута или док месо не омекша и не одвоји се од костију. Пробајте и прилагодите зачине. Послужите топло.

Зачињени свињски котлети са киселим паприкама

Брациоле ди Маиале џон Пеперонцини

Прави 4 порције

Кисели љути чили и слатке киселе паприке су савршен фил за сочне свињске котлете. Пропорције чилија и слатке паприке прилагодите свом укусу. Послужите их са прженим кромпиром.

2 кашике маслиновог уља

4 свињске котлета, у средини, дебљине око 1 инча

Сол и свеже млевени црни бибер

4 чена белог лука, танко нарезана

1 1/2 шоље сецкане киселе паприке

једно/4 шоље сецканих киселих љутих паприка као што су феферонцини или халапенос, или више паприка

2 кашике сланог сока или белог винског сирћета

2 кашике сецканог свежег першуна

једно.Загрејте уље у великом тешком тигању на средње јакој ватри. Котлете осушите папирним убрусима, а затим поспите сољу и бибером. Котлете кувајте док не порумене, око 2 минута, а затим их окрените клештима и порумене са друге стране, још око 2 минута.

2.Смањите топлоту на средњу. Раширите кришке белог лука око котлета. Покријте тигањ и кувајте 5 до 8 минута, или док котлети не постану мекани и благо ружичасти када се исеку близу кости. Подесите топлоту тако да бели лук не постане тамно браон. Пребаците котлете у тањир за сервирање и поклопите да остану топли.

3.У тигањ додајте слатку и љуту паприку, кисели сок или сирће. Кувајте, мешајући, 2 минута, или док се паприка не загреје и док сокови не постану сирупасти.

четири.Умешајте першун. Сипајте садржај тигања преко котлета и одмах послужите.

Свињски котлети са рузмарином и јабукама

Брациоле ал Меле

Прави 4 порције

*Слатко-тарки укус јабука савршено допуњује свињске
котлете. Овај рецепт је из Фриули Венеције Ђулије.*

4 свињска котлета, центрирана, дебљине око 1 инча

Сол и свеже млевени црни бибер

1 кашика сецканог свежег рузмарина

1 кашика несланог путера

4 златне укусне јабуке, ољуштене и исечене на комаде од 1/2 инча

1/2 шоље Пилећи бујон

једно. Осушите месо папирним убрусима. Котлете са обе
стране поспите сољу, бибером и рузмарином.

2. У великом тешком тигању истопите путер на средњој ватри.
Додајте котлете и кувајте док не порумене са једне стране,
око 2 минута. Окрените котлете хваталькама и порумените
на другој страни, још око 2 минута.

3. Јабуке распоредите око котлета и прелијте чорбом. Покријте тигањ и смањите температуру на ниску. Кувајте 5 до 10 минута, окрећући једном, док котлети не омекшају и благо порумене када се исеку близу кости. Послужите одмах.

Свињски котлети са сосом од печурака од парадајза

Цостолетте ди Маиале џон Фунгхи

Прави 4 порције

Када купујете свињске котлете, потражите котлете исте величине и дебљине како би се равномерно кували. Беле печурке, вино и парадајз су сос за ове свињске котлете. Иста обрада је добра и за телеће котлете.

4 кашике маслиновог уља

4 свињске котлета, у средини, дебљине око 1 инча

Сол и свеже млевени црни бибер

једно/2 шоље сувог белог вина

1 шоља сецканог свежег или конзервираног парадајза

1 кашика сецканог свежег рузмарина

1 паковање (12 унци) вргања, лагано опраних, очишћених од петељки и исечених на пола или на четвртине ако је велико

једно.Загрејте 2 кашике уља у великом тешком тигању на средњој ватри. Котлете поспите сољу и бибером.Ређајте котлете у тигању у једном слоју. Кувајте док не порумене са једне стране, око 2 минута. Окрените котлете хватаљкама и пржите другу страну још око 1-2 минута. Пребаците котлете на тањир.

2.Додајте вино у тигањ и доведите до кључања. Додајте парадајз, рузмарин, со и бибер по укусу. Покријте и кувајте 10 минута.

3.У међувремену, у средњем тигању загрејте преостале 2 кашике уља на средњој ватри. Додајте печурке, со и бибер по укусу. Кувајте, често мешајући, док течност не испари и печурке не порумене, око 10 минута.

четири.Вратите свињске котлете у тигањ са парадајз сосом. Умешајте печурке. Покријте и кувајте још 5-10 минута, или док се свињетина не скува и док се сос мало не згусне. Послужите одмах.

Свињски котлети са вргањима и црним вином

Цостолетте цон Фунгхи е Вино

Прави 4 порције

Печење котлета или других комада меса додаје укус и побољшава њихов изглед. Увек осушите котлете непосредно пре него што их пржите, јер ће влага на површини проузроковати да се месо пари, а не смеђе. Након порумени, ови котлети се динстају са сушеним вргањима и црним вином. Мало тешке павлаке даје сосу глатку текстуру и богат укус.

1 унца сушених вргања

11/2 шоље топле воде

2 кашике маслиновог уља

4 свињске котлета у средини, дебљине око 1 инча

Сол и свеже млевени црни бибер

једно/2 шоље сувог црвеног вина

једно/4 шоље густе павлаке

239

једно.Ставите печурке у посуду са водом. Пустите да одстоји 30 минута. Извадите печурке из течности и добро их исперите под млазом воде, обраћајући посебну пажњу на подножје стабљике где се накупља земља. Оцедити воду, па ситно исецкати. Сипајте течност за намакање кроз сито са папирним филтером за кафу у посуду.

2.Загрејте уље у великом тигању на средњој ватри. Разговарајте о котлетима. Ређајте котлете у тигању у једном слоју. Кувајте док не порумене, око 2 минута. Окрените котлете хватаљкама и пржите другу страну још око 1-2 минута. Поспите сољу и бибером. Пребаците котлете на тањир.

3.Додајте вино у тигањ и кувајте 1 минут. Додајте вргање и течност за намакање. Смањите ватру на минимум. Крчкајте на лаганој ватри 5 до 10 минута или док се течност не смањи. Умешајте крему и кувајте још 5 минута.

четири.Вратите котлете у тигањ. Кувајте још 5 минута, или док се котлети не скувају и док се сос не згусне. Послужите одмах.

Свињски котлети са купусом

Цостолетте ди Маиале џон Џаволо Россо

Прави 4 порције

Балзамико сирће додаје боју и слаткоћу црвеном купусу, а саршен баланс свињском. За овај рецепт не морате да користите одлежано балзамико сирће. Сачувајте га као зачин за сир или кувано месо.

2 кашике маслиновог уља

4 свињске котлета у средини, дебљине око 1 инча

Сол и свеже млевени црни бибер

1 велики лук, исецкан

2 велика чена белог лука, ситно исецкана

2 килограма црвеног купуса, исеченог на танке траке

једно/4 шоље балзамико сирћета

2 кашике воде

једно.Загрејте уље у великом тигању на средњој ватри. Осушите котлете папирним убрусима. Додајте котлете у тигањ. Кувајте док добро не порумени, око 2 минута. Окрените месо клештима и пржите другу страну још око 1-2 минута. Поспите сољу и бибером. Пребаците котлете на тањир.

2.Додајте лук у тигањ и кувајте 5 минута. Додајте бели лук и кувајте још 1 минут.

3.Додајте купус, балзамико сирће, воду и со по укусу. Покријте и кувајте, повремено мешајући, док купус не омекша, око 45 минута.

четири.Додајте котлете у тигањ и кувајте, окрећући котлете једном или двапут у сосу, док месо не буде лагано испечено и благо ружичасто када се исече близу кости, још око 5 минута. Послужите одмах.

Свињски котлети са коморачем и белим вином

Брациоле ди Маиале ал Вино

Прави 4 порције

Када се ови котлети скувају, у тигању остане мало соса, само кашика или две концентроване глазуре да се месо навлажи. Ако не желите да користите семенке коморача, покушајте да их замените кашиком свежег рузмарина.

2 кашике маслиновог уља

4 свињске котлета у средини, дебљине око 1 инча

1 чен белог лука, лагано згњечен

Сол и свеже млевени црни бибер

2 кашичице семена коморача

1 чаша сувог белог вина

једно.Загрејте уље у великом тигању на средње јакој ватри. Осушите свињске котлете. Додајте свињске котлете и бели лук у тигањ. Кувајте док котлети не порумене, око 2 минута.

Поспите семенкама коморача, посолите и побиберите. Окрените котлете хваталкама и пржите другу страну још око 1-2 минута.

2. Додајте вино и прокувајте. Покријте и кувајте 3 до 5 минута, или док се котлети не скувају и не постану ружичасти када се исеку близу кости.

3. Пребаците котлете на тањир и баците бели лук. Кувајте сокове из тигања док се не редукују и не постану сирупасти. Котлете прелијте соком и одмах послужите.

Пизза Свињски котлети

Брациоле алла Пиззаиола

Прави 4 порције

У Напуљу се свињски котлети и мали одресци такође могу направити алла пиззаиола у стилу пицерије. Сос се обично служи уз шпагете као прво јело. Котлети се служе као друго јело са зеленом салатом. Сос би требало да буде довољан за пола килограма шпагета, са кашичицом или тако да се послужите са котлетима.

2 кашике маслиновог уља

4 свињска ребра, дебљине око 1 инча

Сол и свеже млевени црни бибер

2 велика чена белог лука, ситно исецкана

1 (28 оз) конзерва ољуштеног парадајза, осушеног и исецканог

1 кашичица сушеног оригана

Прстохват млевене црвене паприке

2 кашике сецканог свежег першуна

једно.Загрејте уље у великом тигању на средњој ватри. Котлете осушите и поспите сољу и бибером. Додајте котлете у тигањ. Кувајте док котлети не порумене, око 2 минута. Окрените котлете хватаљкама и порумените на другој страни, још око 2 минута. Пребаците котлете на тањир.

2.Додајте бели лук у тигањ и кувајте 1 минут. Додајте парадајз, оригано, црвену паприку и со по укусу. Доведите сос до кључања. Кувајте, повремено мешајући, 20 минута или док се сос не згусне.

3.Вратите котлете у сос. Кувајте 5 минута, окрећући котлете једном или два пута, док не буду скувани и благо ружичасти када се исеку близу кости. Поспите першуном. Послужите одмах или, ако користите сос за шпагете, покријте котлете фолијом да буду топли.

Молиссе свињски котлети

Пампанелла Саммартинесе

Прави 4 порције

Ови котлети су оштри и необични. Некада су кувари у Молизеу сушили слатке црвене паприке на сунцу да би направили паприку. Данас се у Италији користи индустријски произведена слатка паприка. У Сједињеним Државама за најбољи укус користите паприку увезену из Мађарске.

Пржење свињских котлета је незгодно јер се лако могу осушити. Пажљиво их посматрајте и кувајте само док месо не постане благо ружичасто близу кости.

једно/4 шоље слатке паприке

2 чена белог лука, исецкана

1 кашичица соли

Црвена млевена паприка

2 кашике белог винског сирћета

4 свињске котлета у средини, дебљине око 1 инча

једно.У малој чинији помешајте паприку, бели лук, со и обилан прстохват млевене црвене паприке. Додајте сирће и мешајте док не постане глатко. Ставите котлете на тањир и премажите их тестенином. Покријте и ставите у фрижидер на 1 сат или преко ноћи.

2.Поставите роштиљ или сталак за роштиљ око 6 инча од извора топлоте. Загрејте роштиљ или бројлер. Пеците свињске котлете док не порумене са једне стране, око 6 минута, а затим окрените месо хватаљкама и попржите са друге стране, још око 5 минута. Исеците котлете близу кости; месо треба да буде благо ружичасто. Послужите одмах.

Свињско месо у балзамико глазури са руколом и пармезаном

Маиале ал Балсамицо џон Инсалата

Прави 6 порција

Свињско месо се брзо кува и има мало масти. Овде су глазиране свињске кришке упарене са хрскавом салатом од руколе. Ако не можете да пронађете руколу, замените је поточарком.

2 свињске пецива (око 1 фунту сваки)

1 чен белог лука, ситно исечен

1 кашика балзамичног сирћета

1 кашичица меда

Сол и свеже млевени црни бибер

Салата

2 кашике маслиновог уља

1 кашика балзамичног сирћета

Сол и свеже млевени црни бибер

6 шољица исецкане руколе, опране и осушене

Пармигиано Реггиано

једно.Ставите сталак у средину рерне. Загрејте рерну на 450 ° Ф. Намажите маслацем посуду за печење довољно велику да држите свињетину.

2.Осушите свињетину папирним убрусима. Пресавијте танке крајеве да би били исте дебљине. Ставите пецива на око један инч један од другог у тигањ.

3.У малој чинији помешајте бели лук, сирће, мед, со и бибер по укусу.

четири.Премажите месо мешавином. Ставите свињетину у рерну и пеците 15 минута. Месо прелијте са 1/2 шоље воде. Пеците још 10-20 минута или док не порумени и не омекшају. (Свињетина је готова када унутрашња температура достигне 150°Ф на термометру за тренутно очитавање.) Извадите свињетину из рерне. Оставите у лонцу и оставите да одстоји најмање 10 минута.

5.У великој чинији помешајте уље, сирће, со и бибер по укусу. Додајте руколу и прелијте преливом. Распоредите руколу у средину великог јела или појединачних тањира.

6.Свињетину исеците на танке кришке и распоредите око зеленила. Сипајте сок из тигања. Користећи чистач поврћа са окретним сечивом, танко нарежите пармезан Реггиано на руколу. Послужите одмах.

Свињско месо са зачинским биљем

Филетто ди Маиале алле Ербе

Прави 6 порција

Свињско месо је сада лако доступно, обично упаковано у два комада по паковању. Посне су и мекане када нису прекуване, иако су веома благе ароме. Печење на роштиљу даје им додатни укус и могу се послужити вруће или на собној температури.

2 свињске пецива (око 1 фунту сваки)

2 кашике маслиновог уља

2 кашике сецкане свеже жалфије

2 кашике сецканог свежег босиљка

2 кашике сецканог свежег рузмарина

1 чен белог лука, ситно исечен

Сол и свеже млевени црни бибер

једно. Осушите месо папирним убрусима. Положите свињске филеке на тањир.

2.У малој чинији помешајте уље, зачинско биље, бели лук, со и бибер по укусу. Смесом утрљајте пециво. Покријте и ставите у фрижидер најмање 1 сат или преко ноћи.

3.Загрејте роштиљ или бројлер. Пеците пециво 7-10 минута или док не порумене. Окрените месо клештима и кувајте још 7 минута, или док термометар за тренутно очитавање уметнут у средину не покаже 150 ° Ф. Посути сољу. Оставите месо да одстоји 10 минута пре резања. Послужите топло или на собној температури.

Калабријска свињска пецива са медом и чилијем

Карне кантарата

Прави 6 порција

Више него у било ком другом региону Италије, калабријски кувари користе чили паприке у својим јелима. Чили се користи свеж, сушен, млевен или здробљен у облику пахуљица или праха - у облику паприке или кајенског бибера.

У Кастровиљарију, мој муж и ја смо јели у Лоцанда ди Алиа, елегантном сеоском ресторану и хотелу. Најпознатији ресторан у региону припада браћи Алиа. Гаетано је главни кувар, а Пинуђио управља фасадом куће. Њихов специјалитет је свињетина маринирана са коморачем и чили папричицама у сосу од меда и чилија. Пинуђио је објаснио да је рецепт, стар најмање две стотине година, направљен од свињског меса у конзерви које је сољено и лечено неколико месеци. Ово је рационалнији начин кувања.

Полен коморача се може наћи у многим продавницама биља и зачина. (ВидиИзвори.) Ако полен није доступан, може се користити згњечено семе коморача.

2 свињске пецива (око 1 фунту сваки)

2 кашике меда

1 кашичица соли

1 кашичица полена коморача или згњеченог семена коморача

Прстохват млевене црвене паприке

једно/2 шоље сока од поморанџе

2 кашике паприке

једно. Ставите сталак у средину рерне. Загрејте рерну на 425 ° Ф. Намажите маслацем посуду за печење довољно велику да држите свињетину.

2. Пресавијте танке крајеве пецива да добијете уједначену дебљину. Ставите пецива на око један инч један од другог у тигањ.

3.У малој чинији помешајте мед, со, полен коморача и млевену црвену паприку. Премажите месо мешавином. Ставите свињетину у рерну и пеците 15 минута.

четири.Месо прелијте соком од поморанџе. Пеците још 10-20 минута, или док не порумене и омекшају. (Свињетина је спремна када унутрашња температура достигне 150°Ф на термометру са тренутним очитавањем.) Пребаците свињетину на даску за сечење. Покријте фолијом и држите на топлом док припремате сос.

5.Ставите посуду за печење на средњу ватру. Додајте паприку и кувајте, стружући дно тигања, 2 минута.

6.Нарежите свињетину и послужите са сосом.

Свињско печење са кромпиром и рузмарином

Ариста ди Маиале џон Патате

Прави 6 до 8 порција

Сви воле ово свињско печење - лако се прави, а кромпир упија укусе свињетине када се кува заједно у истом тигању. Неодољиво.

1 печење без костију (око 3 фунте)

2 кашике сецканог свежег рузмарина

2 кашике сецканог свежег белог лука

4 кашике маслиновог уља

Сол и свеже млевени црни бибер

2 фунте младог кромпира, исеченог на пола или четвртине ако је велики

једно.Ставите сталак у средину рерне. Загрејте рерну на 425 ° Ф. Намажите маслацем посуду за печење довољно велику да држите свињетину и кромпир, а да не буде скучен.

2.У малој чинији направите пасту од рузмарина, белог лука, 2 кашике уља и доста соли и бибера. Баците кромпир у тигањ са преостале 2 кашике уља и половином пасте од белог лука. Гурните кромпир у страну и ставите месо, масном страном нагоре, у средину тигања. Преосталу пасту нарендајте или намажите по целом месу.

3.Пржите 20 минута. Окрените кромпир. Смањите температуру на 350 ° Ф. Пеците још 1 сат, окрећући кромпир сваких 20 минута. Месо је спремно када унутрашња температура свињског меса достигне 150°Ф на тренутном термометру.

четири.Пребаците месо на даску за сечење. Покријте фолијом и оставите да одстоји 10 минута. Кромпир треба да порумени и постане мекан. По потреби појачајте ватру и још мало прокувајте.

5.Месо исеците и поређајте на топли тањир за сервирање окружен кромпиром. Послужите топло.

Свињско месо са лимуном

Маиале џон Лимоне

Прави 6 до 8 порција

Свињско месо, печено са лимуновом корицом, биће дивна недељна вечера. Служим га са споро куваним канелини пасуљем и зеленим поврћем попут броколија или прокулице.

Резање печенице је довољно лако да урадите сами ако пратите упутства; иначе нека се тиме бави месар.

1 печење без костију (око 3 фунте)

1 кашичица рендане лимунове корице

2 чена белог лука, ситно исецкана

2 кашике сецканог свежег першуна

2 кашике маслиновог уља

Сол и свеже млевени црни бибер

једно/2 шоље сувог белог вина

једно.Ставите сталак у средину рерне. Загрејте рерну на 425 ° Ф. Намажите маслацем посуду за печење довољно велику да у њу стане месо.

2.У мањој чинији помешајте лимунову корицу, бели лук, першун, уље, со и бибер по укусу.

3.Осушите месо папирним убрусима. Да бисте од свињетине направили лептира, ставите је на даску за сечење. Користећи дуг, оштар нож, као што је нож за откоштавање или куварски нож, исеците свињетину скоро на пола по дужини, заустављајући се око 3/4 инча на једној дужој страни. Отворите месо као књигу. По боковима меса распоредите мешавину лимуна и белог лука. Омотајте свињетину са једне дугачке стране на другу као кобасицу и вежите кухињским концем у интервалима од 2 инча. Споља поспите сољу и бибером.

четири.Ставите месо са масном страном нагоре у припремљену тепсију. Пржите 20 минута. Смањите температуру на 350 ° Ф. Пржите још 40 минута. Додајте вино и пеците још 15 до 30 минута, или док температура на термометру за тренутно очитавање не достигне 150 ° Ф.

5.Пребаците печење на даску за сечење. Покријте месо лабаво фолијом. Оставите да се одмори 10 минута пре резања. Ставите тигањ на шпорет на средњу ватру и мало смањите сокове из тигања. Нарежите свињетину и пребаците на тањир за сервирање. Месо прелијте соковима. Послужите топло.

Свињско месо са јабукама и ракијом

Маиале цон Меле

Прави 6 до 8 порција

Јабуке и лук, у комбинацији са ракијом и рузмарином, додају укус овом прженом свињском буту из Фриули Венезиа Гиулиа.

1 печење без костију (око 3 фунте)

1 кашика сецканог свежег рузмарина, плус још за украс

Сол и свеже млевени црни бибер

2 кашике маслиновог уља

2 Гранни Смитх или друге киселе јабуке, ољуштене и танко исечене

1 мали лук, танко нарезан

једно/4 шоље ракије или ракије

једно/2 шоље сувог белог вина

једно. Ставите сталак у средину рерне. Загрејте рерну на 350 ° Ф. Лагано наулите посуду за печење довољно велику да у њу стане месо.

2. Свињетину натрљајте рузмарином, сољу и бибером по укусу и маслиновим уљем. Ставите месо у тигањ са масном страном нагоре и окружите га кришкама јабуке и лука.

3. Месо прелијте ракијом и вином. Пеците 1 сат и 15 минута, или док термометар за тренутно очитавање уметнут у центар не покаже 150 ° Ф. Пребаците месо на даску за сечење и прекријте фолијом да остане топло.

четири. Јабуке и лук треба да буду мекани. Ако није, вратите плех у рерну и пеците још 15 минута.

5. Када омекшају, исецкајте јабуке и лук у процесору за храну или блендеру. Пасирајте док не постане глатко. (Ако је потребно, додајте кашику или две топле воде да разблажите смешу.)

6. Месо исеците и ставите на загрејан тањир. Положите сос од јабуке на једну страну. Украсите свежим рузмарином. Послужите топло.

Пржена свињетина са лешницима и кајмаком

Appосто ди Маиале алле Ноцциоле

Прави 6 до 8 порција

Ово је варијанта рецепта за свињско печење у пијемонту који се први пут појавио у мојој књизи Италијанско празнично кување. Овде крема уз лешнике обогаћује сос.

1 печење без костију (око 3 фунте)

2 кашике сецканог свежег рузмарина

2 велика чена белог лука, ситно исецкана

2 кашике маслиновог уља

Сол и свеже млевени црни бибер

1 чаша сувог белог вина

једно/2 шоље лешника, тостираних, огуљених и крупно исецканих (погледајте рецепт)Како испећи и ољуштити орахе)

1 домаћа шољамесна чорбаилиПилећи бујонили говеђи или пилећи бујон купљен у продавници

једно/2 шоље густе павлаке

једно.Ставите сталак у средину рерне. Загрејте рерну на 425 ° Ф. Намажите маслацем посуду за печење довољно велику да у њу стане месо.

2.У мањој чинији помешајте рузмарин, бели лук, уље, со и бибер по укусу. Ставите месо у тигањ са масном страном нагоре. Натрљајте мешавину белог лука по целој свињетини. Пеците месо 15 минута.

3.Месо прелијте вином. Кувајте још 45-60 минута, или док свињетина не достигне температуру од 150°Ф на инстант термометру и док месо не буде мекано када га пробушите виљушком. У међувремену припремите орахе, ако је потребно.

четири.Пребаците месо на даску за сечење. Покријте фолијом да буде топло.

5.Ставите лонац на средњу ватру на врх шпорета и доведите сок до кључања. Додајте темељац и динстајте 5 минута, стругајући и бацајући смеђе комадиће на дно лонца дрвеном кашиком. Додајте крему и кувајте док се мало не згусне, још око 2 минута. Умешајте сецкане орахе и склоните са ватре.

6.Месо исеците и поређајте на топли тањир за сервирање. Свињетину прелијте сосом и послужите топло.

Тоскански лунгић

Ариста ди Маиале

Прави 6 до 8 порција

Ево класичног тосканског свињског печења. Кување меса са костима чини га много укуснијим, а кости су и уживање за жвакање.

3 велика чена белог лука

2 кашике свежег рузмарина

Сол и свеже млевени црни бибер

2 кашике маслиновог уља

1 ребро на жару са костима исечено у средини, око 4 фунте

1 чаша сувог белог вина

једно. Ставите сталак у средину рерне. Загрејте рерну на 325 ° Ф. Намажите маслацем посуду за печење довољно велику да држите печење.

2. Веома ситно исецкајте бели лук и рузмарин заједно, а затим их ставите у малу чинију. Посолите и побиберите по укусу и добро промешајте да добијете пасту. Ставите печење, масном страном нагоре, у тепсију. Малим ножем направите дубоке резове по целој свињетини, а затим убаците смесу у резове. Печено са свих страна премажите маслиновим уљем.

3. Пеците 1 сат и 15 минута или док унутрашња температура меса не достигне 150 ° Ф на термометру са тренутним очитавањем. Пребаците месо на даску за сечење. Покријте фолијом да буде топло. Пустите да одстоји 10 минута.

четири. Ставите лонац на малу ватру на шпорет. Додајте вино и кувајте, стругајући и бацајући запечене комадиће на дно лонца дрвеном кашиком, док се мало не смање, око 2 минута. Сипајте сок кроз цедиљку у чинију и скините масноћу. Загрејте ако је потребно.

5. Нарежите месо и ставите на топли тањир. Послужите топло уз сок из тигања.

Пржена свињска лопатица са коморачем

Порцхетта

Прави 12 порција

Ово је моја верзија велике печене свиње познате као порцхетта, која се продаје широм централне Италије укључујући Лацио, Умбрију и Абруцо. Комади свињског меса продају се из специјалних камиона и можете их наручити за сендвич или умотати у папир за понети кући. Иако је месо сочно, хрскава свињска кожа је најбољи део.

Печење се кува дуго и на високој температури, јер је веома густо. Висок садржај масти одржава месо влажним, а кожу смеђом и хрскавом. Свињска лопатица се може заменити свежом шунком.

1 печена свињска лопатица (7 фунти)

8 до 12 чена белог лука

2 кашике сецканог свежег рузмарина

1 кашика семена коморача

1 кашика соли

1 кашичица свеже млевеног црног бибера

јeдно/4 шоље маслиновог уља

јeдно.Извадите месо из фрижидера око 1 сат пре печења.

2.Врло ситно исецкајте заједно бели лук, рузмарин, коморач и со, а затим ставите зачине у малу чинију. Додајте бибер и уље да добијете глатку пасту.

3.Малим ножем направите дубоке резове на површини свињетине. Уметните пасту у прорезе.

четири.Ставите решетку у доњу трећину рерне. Загрејте рерну на 350 ° Ф. Када је спремно, ставите печење у рерну и пеците 3 сата. Одрежите вишак масноће кашиком. Пеците месо 1 до 1,5 сат дуже или док температура не достигне 160 ° Ф на термометру са тренутним очитавањем. Када је месо готово, маст ће постати хрскава и тамно браон боје.

5.Пребаците месо на даску за сечење. Покријте фолијом да остане топло и оставите да одстоји 20 минута. Нарежите и послужите топло или на собној температури.

Печено прасе

Маиалино Арросто

Прави 8 до 10 порција

Одојак је свиња која не сме да једе храну за одрасле свиње. У Сједињеним Државама, одојци обично теже између 15 и 20 фунти, иако су упола мање у Италији. Чак и са већом тежином, на прасенцеу заиста нема пуно меса, па немојте планирати да послужите више од осам до десет гостију. Такође, уверите се да имате веома велику посуду за печење да држите целу свињу, која ће бити дугачка око 30 инча, и уверите се да ће ваша рерна стати у посуду за печење. Сваки добар месар би требао бити у могућности да вам набави свежу свињу, али прво истражите пре него што то планирате.

Сардинијски кувари су познати по свом одојку, али ја сам га јео на многим местима у Италији. Оно чега се најбоље сећам био је део незаборавног ручка у винарији Мајо ди Норанте у Абруцу.

1 прасе, око 15 фунти

4 чена белог лука

2 кашике сецканог свежег першуна

1 кашика сецканог свежег рузмарина

1 кашика сецкане свеже жалфије

1 кашичица бобица клеке, исецкане

Сол и свеже млевени црни бибер

6 кашика маслиновог уља

2 ловорова листа

1 чаша сувог белог вина

Јабука, поморанџа или друго воће за украс (опционо)

једно.Ставите решетку у доњу трећину рерне. Загрејте рерну на 425 ° Ф. Намажите маслацем посуду за печење довољно велику да држите свињу.

2.Свињетину добро исперите изнутра и споља и осушите папирним убрусима.

3.Исецкајте заједно бели лук, першун, рузмарин, жалфију и бобице клеке, а затим ставите зачине у малу чинију. Додајте великодушну количину соли и свеже млевеног бибера. Умешајте две кашике уља.

272

четири.Положите свињу на бок на велику решетку за печење у припремљеном лонцу и распоредите биљну мешавину унутар телесне шупљине. Додајте ловоров лист. Направите резове дубоке око 1/2" са обе стране кичме. Преостало уље утрљајте по целој површини свиње. Покријте уши и реп алуминијумском фолијом. (Ако желите да послужите цело прасе са јабуком или другим воћем у устима, покријте уста куглом алуминијумске фолије отприлике величине воћа.) Споља поспите сољу и бибером.

5.Пеците свињетину 30 минута. Смањите температуру на 350 ° Ф. Прелијте вином. Пеците још 2 до 2,5 сата, или док термометар за моментално очитавање уметнут у меснати део задњег дела не региструје 170°Ф. Поливајте сваких 20 минута соком који излази из шерпе.

6.Пребаците свињетину на велику даску за сечење. Покријте фолијом и оставите да одстоји 30 минута. Уклоните поклопац фолије и куглицу од фолије из уста ако користите. Замените балон од фолије воћем ако га користите. Пребаците на тањир за сервирање и послужите топло.

7.Скините маст из сока из тигања и загрејте је на лаганој ватри. Месо прелијте соковима. Послужите одмах.

Пржени лунгић без костију са зачинима

Маиале у Порцхетти

Прави 6 до 8 порција

Свињски лунгић без костију се пржи са истим зачинима који се користе за порцхетту (печено прасе на ражњу) у многим деловима централне Италије. После кратког печења на јакој ватри, температура у рерни се снижава, тако да месо остаје мекано и сочно.

4 чена белог лука

1 кашика свежег рузмарина

6 свежих листова жалфије

6 бобица клеке

1 кашичица соли

једно/2 кашичице свеже млевеног црног бибера

1 печена свињска пецива, без костију, центрирана, око 3 фунте

Екстра дјевичанско маслиново уље

1 чаша сувог белог вина

једно.Ставите сталак у средину рерне. Загрејте рерну на 450 ° Ф. Намажите маслацем посуду за печење довољно велику да држите свињетину.

2.Веома ситно исецкајте заједно бели лук, рузмарин, жалфију и бобице клеке. Помешајте мешавину биљака, со и бибер.

3.Великим оштрим ножем исеците месо по средини, остављајући га причвршћено на једној страни. Отворите месо као књигу и распоредите две трећине мешавине зачина преко меса. Затворите месо и вежите га канапом у интервалима од 2 инча. Утрљајте преосталу мешавину зачина споља. Ставите месо у лонац. Прелијте маслиновим уљем.

четири.Пеците свињетину 10 минута. Смањите топлоту на 300 ° Ф и пеците још 60 минута или док температура језгра свињетине не достигне 150 ° Ф.

5.Пребаците печење у тањир за сервирање и прекријте фолијом. Пустите да одстоји 10 минута.

6.Додајте вино у шерпу и ставите на средњу ватру на врх шпорета. Кувајте, стружући све смеђе комадиће са тигања дрвеном кашиком, док сокови не испаре и постану сирупасти. Свињетину исеците на кришке и прелијте соком из тигања. Послужите топло.

Пирјана свињска лопатица на млеку

Маиале ал Латте

Прави 6 до 8 порција

У Ломбардији и Венету, телетина, свињетина и пилетина се понекад кувају у млеку. Ово чини месо меким, а када је кувано, млеко прави кремасти браон сос који се може послужити уз месо.

Поврће, панцета и вино додају укус. За ово јело користим лопатицу без костију или печену шунку јер добро ради за споро и мокро кување. Месо се кува на шпорету, тако да не морате да укључујете рерну.

1 свињска лопатица без костију или говеђе печење (око 3 фунте)

4 унце ситно сецкане панцете

1 шаргарепа, ситно исецкана

1 мало нежно ребро целера

1 средњи лук, ситно исецкан

1 литар млека

Сол и свеже млевени црни бибер

једно/2 шоље сувог белог вина

једно.У великој холандској рерни или другом дубоком, тешком тигању са чврстим поклопцем, помешајте свињетину, панцету, шаргарепу, целер, лук, млеко, со и бибер по укусу. Доведите течност до кључања на средњој ватри.

2.Делимично поклопите шерпу и кувајте на средњој ватри, повремено окрећући, око 2 сата или док месо не омекша када га пробушите виљушком.

3.Пребаците месо на даску за сечење. Покријте фолијом да буде топло. Појачајте ватру испод шерпе и кувајте док течност не испари и порумени. Оцедите сок кроз сито у чинију, а затим сипајте течност назад у шерпу.

четири.Сипајте вино у шерпу и ставите да проври, стругајући и мешајући дрвеном кашиком све запечене комадиће. Нарежите свињетину и ставите на топли тањир за сервирање. Прелијте течношћу за кување. Послужите топло.

Пирјана свињска лопатица са грожђем

Маиале алл' Ува

Прави 6 до 8 порција

Свињска лопатица или шунка су посебно добри за динстање. Остаје укусан и влажан упркос дугом кључању. Некада сам кувала по овом сицилијанском рецепту за лунгић, али сада сам открила да је лунгић превише мршав и да је лопатица укуснија.

1 фунта бисерног лука

3 фунте свињске лопатице или шунке без костију, смотане и везане

2 кашике маслиновог уља

Сол и свеже млевени црни бибер

једно/4 шоље белог винског сирћета

1 фунта зеленог грожђа без семенки (око 3 шоље)

једно. Доведите велики лонац воде до кључања. Додајте лук и кувајте 30 секунди. Оцедити и охладити под хладном текућом водом.

2. Оштрим ножем одрежите крајеве корена. Не сечите крајеве превише дубоко или ће се сијалице распасти током кувања. Уклоните коре.

3. У тигању довољно великом да држите месо, или другом дубоком, тешком тигању са поклопцем који добро пристаје, загрејте уље на средњој ватри. Осушите свињетину папирним убрусима. Ставите свињетину у тигањ и добро пропржите са свих страна, око 20 минута. Нагните тигањ и кашиком скините масноћу. Поспите свињетину сољу и бибером.

четири. Додајте сирће и доведите до кључања, стружући загореле комадиће са дна лонца дрвеном кашиком. Додајте лук и 1 шољу воде. Смањите топлоту на ниску и кувајте 1 сат.

5. Додајте грожђе. Кувајте још 30 минута или док месо не омекша када га пробушите виљушком. Пребаците месо на даску за сечење. Покријте фолијом да остане топло и оставите да одстоји 15 минута.

6. Нарежите свињетину и ставите на топли тањир за сервирање. Прелијте сосом од грожђа и лука и послужите одмах.

Свињска лопатица динстана у пиву

Маиале алла Бирра

Прави 8 порција

Свеже свињске коленице се припремају на овај начин у Трентино Алто Адиђеу, али пошто рез није широко доступан у Сједињеним Државама, користим исте укусе да направим печење са костима. На крају кувања ће бити доста масноће, али се лако може скинути са површине течности за кување. Још боље, скувајте свињетину дан пре сервирања и одвојено охладите месо и сокове. Маст ће се стврднути и лако се може уклонити. Загрејте свињетину у течности за кување пре сервирања.

5 до 7 фунти свињске лопатице са костима (пикник или бостонска шунка)

Сол и свеже млевени црни бибер

2 кашике маслиновог уља

1 средњи лук, ситно исецкан

2 чена белог лука, ситно исецкана

2 гранчице свежег рузмарина

2 ловорова листа

12 оз пиво

једно.Осушите свињетину папирним убрусима. Поспите месо са свих страна сољу и бибером.

2.У великом тигању или другом дубоком, тешком лонцу са поклопцем који добро пристаје, загрејте уље на средњој ватри. Ставите свињетину у тигањ и добро пропржите са свих страна, око 20 минута. Оцедите све осим 1 или 2 кашике масти кашиком.

3.Месо поспите луком, белим луком, рузмарином и ловоровим листом и кувајте 5 минута. Додајте пиво и доведите до кључања.

четири.Покријте шерпу поклопцем и кувајте, повремено окрећући месо, 2,5 до 3 сата, или док месо не омекша када га прободете ножем.

5.Процедите сок из тигања и скините масноћу. Нарежите свињетину и послужите је са соком из шерпе. Послужите топло.

Јагњећи котлети са белим вином

Брациоле ди Агнелло ал Вино Бианцо

Прави 4 порције

Ево основног начина за кување јагњећих котлета, који се могу направити од меких слабина или ребара, или од жвакаћих, али много јефтинијих котлета. За најбољи укус, одрежите вишак масноће са меса и кувајте котлете док не порумене у средини.

2 кашике маслиновог уља

8 јањећих котлета дебљине 1 инч или ребрастих, исечених

4 чена белог лука, лагано згњечена

3 или 4 (2 инча) гранчице рузмарина

Сол и свеже млевени црни бибер

1 чаша сувог белог вина

једно. У тигању довољно великом да удобно стане котлете у једном слоју, загрејте уље на средњој ватри. Када је уље вруће, осушите котлете. Котлете поспите сољу и бибером, а затим их ставите у тигањ. Кувајте док котлети не порумене, око 4 минута. Поспите бели лук и рузмарин око меса.

Користећи клешта, окрените котлете и запржите другу страну, око 3 минута. Пребаците котлете на тањир.

2.Додајте вино у тигањ и доведите до кључања. Кувајте, стругајући и бацајући комадиће на дно лонца, док вино не испари и згусне, око 2 минута.

3.Вратите котлете у тигањ и кувајте још 2 минута, окрећући их у сосу једном или два пута, док не порумене када се исеку близу кости. Котлете пребаците у тањир, прелијте соковима преко котлета и одмах послужите.

Јагњећи котлети са капарима, лимуном и жалфијом

Брациоле ди Агнелло џон Цаппери

Прави 4 порције

Веццхиа Рома је један од мојих омиљених римских ресторана. На ивици старог гета налази се прелепа башта на отвореном у којој можете јести по топлом и сунчаном времену, али волим и удобне унутрашње трпезарије када је хладно или киша. Инспирисало ме је да направим ово јагње јело направљено од ситних комада младог јагњета које сам тамо имао. Уместо тога, прилагодио сам га меким котлетима јер су овде широко доступни.

1 кашика маслиновог уља

8 јањећих котлета дебљине 1 инч или ребрастих, исечених

Сол и свеже млевени црни бибер

једно/2 шоље сувог белог вина

3 кашике свеже цеђеног сока од лимуна

3 кашике капара, опраних и исецканих

6 свежих листова жалфије

једно.Загрејте уље у великом тигању на средње јакој ватри. Разговарајте о котлетима. Када се уље загреје, поспите их сољу и бибером, а затим ставите котлете у тигањ. Кувајте док котлети не порумене, око 4 минута. Користећи клешта, окрените котлете и запржите другу страну, око 3 минута. Пребаците котлете на тањир.

2.Оцедите масноћу из тигања. Смањите ватру на минимум. Промешајте вино, лимунов сок, капаре и жалфију у шерпи. Пустите да проври и кувајте 2 минута или док не постане мало сирупа.

3.Вратите котлете у тигањ и окрените их једном или два пута док не постану врући и ружичасти када се исеку близу кости. Послужите одмах.

Јагњећи котлети у хрскавој глазури

Цроцанте наруквица

Прави 4 порције

У Милану сам јео овако припремљене козје котлете, уз које су им била пржена срца од артичоке на истој хрскави. Римљани користе мале јагњеће котлете уместо козјих котлета и искључују сир. У сваком случају, хрскава мешана салата је савршена пратња.

Јагњећи котлети од 8 до 12 ребара, дебљине око 3/4 инча, добро обрезани

2 велика јаја

Сол и свеже млевени црни бибер

11/4 шоље обичних сувих презли

једно/2 шоље свеже рендaног Пармигиано Реггиано

Маслиново уље за пржење

једно. Ставите котлете на даску за сечење и нежно истуците месо до дебљине око 1/2 инча.

2.У плиткој чинији умутите јаја са сољу и бибером по укусу. Раширите презле и сир на лист воштаног папира.

3.Котлете један по један умочите у јаја, па их уваљајте у презле, добро измесите.

четири.Укључите рерну на најнижу температуру. Сипајте око 1/2 инча уља у дубок тигањ. Загрејте уље на средњој ватри док се део мешавине јаја брзо не кува када се баци у уље. Користећи клешта, пажљиво ставите неколико котлета у уље, пазећи да не преоптеретите тигањ. Кувајте док не порумене и постану хрскаве, 3 до 4 минута. Окрените котлете хватаљкама и браон, 3 минута. Положите котлете на папирне убрусе. Пржене котлете држите на топлом у рерни док остатак печете. Послужите топло.

Јагњећи котлети са артичокама и маслинама

Цостолетте ди Агнелло аи Царциофи е Оливе

Прави 4 порције

Сви састојци овог јела се кувају у једном тигању, тако да се комплементарни укуси јагњетине, артичоке и маслина беспрекорно мешају. Светло поврће, попут шаргарепе или печеног парадајза, биће добра пратња.

2 кашике маслиновог уља

8 ребара или јагњећих котлета, дебљине око 1 инч, исечених

Сол и свеже млевени црни бибер по укусу

2 кашике маслиновог уља

3/4 шоље сувог белог вина

8 малих или 4 средње артичоке, исечене и исечене на осмине

1 чен белог лука, ситно исечен

једно/2 шоље малих меких црних маслина као што је Гаета

1 кашика сецканог свежег першуна

једно.У тигању довољно великом да држите котлете у једном
слоју, загрејте уље на средњој ватри. Разговарајте о јагњету.
Када се уље загреје, поспите котлете сољу и бибером, па их
ставите у тигањ. Кувајте док котлети не порумене, 3 до 4
минута. Користећи клешта, окрените котлете да порумене
на другој страни, око 3 минута. Пребаците котлете на
тањир.

2.Укључите средњу ватру. Додајте вино и прокувајте. Кувајте
1 минут. Додајте артичоке, бели лук, со и бибер по укусу.
Покријте тигањ поклопцем и кувајте 20 минута или док
артичоке не омекшају.

3.Додајте маслине и першун и кувајте још 1 минут. Вратите
котлете у тигањ и кувајте, окрећући јагњетину једном или
два пута, док се не загреју. Послужите одмах.

Јагњећи котлети са парадајзом, капарима и сосом од инћуна

Цостелетте д'Агнелло у салси

Прави 4 порције

Ови котлети у калабријском стилу зачињени су зачињеним парадајз сосом. Такође можете кувати свињске котлете.

2 кашике маслиновог уља

8 ребарца или јагњећих котлета, дебљине око 3/4 инча, исечених

6-8 шљива парадајза, ољуштених, очишћених од семена и исецканих

4 филета инћуна, сецкана

1 кашика капара, опраних и исецканих

2 кашике сецканог свежег першуна

једно. У тигању довољно великом да удобно стане котлете у једном слоју, загрејте уље на средњој ватри. Када је уље вруће, осушите котлете. Котлете поспите сољу и бибером, па додајте котлете у шерпу. Кувајте док котлети не порумене, око 4 минута. Користећи клешта, окрените котлете и запржите другу страну, око 3 минута. Пребаците котлете на тањир.

2.Додајте парадајз, инћуне и капаре у тигањ. Додајте прстохват соли и бибера по укусу. Кувајте 5 минута или док се мало не згусне.

3.Вратите котлете у тигањ и кувајте, окрећући једном или двапут у сосу, док не постану врући и не постану ружичасти када се исеку близу кости. Поспите першуном и одмах послужите.

Јагњећи котлети "Спалите прсте"

Аниелло Сцоттадито

Прави 4 порције

У рецепту који је инспирисао ово јело, из старе умбријске куварице, јагњетина је зачињена ситно исецканом масноћом од пршуте. Већина кувара данас замењује маслиново уље. Јагњећа ребра су такође добра у овом облику.

Претпоставља се да назив потиче од идеје да су котлети толико укусни да не можете а да их не поједете одмах – вруће, директно са роштиља или са тигања.

једно/4 шоље маслиновог уља

2 чена белог лука, ситно исецкана

1 кашика сецканог свежег рузмарина

1 кашичица сецканог свежег тимијана

8 ребрастих јагњећих котлета, дебљине око 1 инч, исечених

Сол и свеже млевени црни бибер

једно.У малој чинији помешајте уље, бели лук, зачинско биље, со и бибер по укусу. Премажите јагњетину мешавином. Покријте и оставите у фрижидеру 1 сат.

2.Поставите решетку за роштиљ или бројлере око 5 инча од извора топлоте. Загрејте роштиљ или бројлер.

3.Остружите мало маринаде. Пеците или пеците котлете док не порумене и не постану хрскави, око 5 минута. Користећи клешта, окрените котлете и кувајте док не порумене и порумене у средини, још око 5 минута. Послужите топло.

Јагњетина на жару, базиликата

Агнелло алло Спиедо

Прави 4 порције

Базиликата је можда најпознатија по свом приказу на слици Карла Левија Христ се зауставио у Еболију. Аутор је насликао суморан портрет региона уочи Другог светског рата, када су многи политички затвореници овде били прогнани. Данас Базиликата, иако још увек ретко насељена, напредује и многи туристи тамо одлазе на прелепе плаже у близини Маратее.

Свињетина и јагњетина су типично месо овог краја и комбинују се у овом рецепту. Панчета омотана око јагњећих коцкица постаје хрскава и укусна. Одржава јагњетину влажном и укусном док се пече.

1 1/2 фунте јагњећег бута без костију, исеченог на комаде од 2 инча

2 чена белог лука, ситно исецкана

1 кашика сецканог свежег рузмарина

Сол и свеже млевени црни бибер

4 унце танко исечене панцете

јｅдно/4 шоље маслиновог уља

2 кашике црвеног винског сирћета

једно.Поставите роштиљ или сталак за печење око 5 инча од извора топлоте. Загрејте роштиљ или бројлер.

2.У великој чинији помешајте јагњетину са белим луком, рузмарином, сољу и бибером по укусу.

3.Одмотајте кришке панцете. Умотајте кришку панцете око сваког комада јагњетине.

четири.Јагњетину навуците на дрвене ражњиће, причвршћујући панцету ражњем. Поставите делове близу један другом без притискања један на други. У малој чинији помешајте уље и сирће. Премажите јагњетину мешавином.

5.Пеците ражњиће на роштиљу или пеците на роштиљу, повремено окрећући, док се не скувају по вашем укусу, 5 до 6 минута за средње. Послужите топло.

Јагњећи ражњићи на жару

Appostицини

Прави 4 порције

У Абруцу, мали комади јагњетине се маринирају, нанижу на дрвене ражњиће и прже на врућој ватри. Кувани шиш ћевап се сервира стојећи у високој шољи или бокалу, а свако набије руку једући јагњетину право са штапића. Одличне су за шведски сто, послужене са печеним или динстаним паприкама.

2 чена белог лука

Со

1 фунта јагњећег бута, обрезана и исечена на комаде од 3/4 инча

3 кашике екстра девичанског маслиновог уља

2 кашике сецкане свеже нане

1 кашичица сецканог свежег тимијана

Свеже млевени црни бибер

297

једно.Исецкајте бели лук веома ситно. Поспите бели лук са прстохватом соли и изгњечите са стране великог, тешког куварског ножа у пасту.

2.У великој чинији помешајте јагњетину са пастом од белог лука, уљем, зачинским биљем, сољу и бибером по укусу. Покријте и маринирајте на собној температури 1 сат, или у фрижидеру неколико сати или преко ноћи.

3.Поставите роштиљ или сталак за роштиљ око 5 инча од извора топлоте. Загрејте роштиљ или бројлер.

четири.Навуците месо на ражњиће. Поставите делове близу један другом без притискања један на други. Пеците или пеците јагњетину 3 минута или док не порумени. Окрените месо хватаљкама и кувајте још 2 до 3 минута, или док не порумени споља, али и даље не постане ружичасто у средини. Послужите топло.

Пирјана јагњетина са рузмарином, наном и белим вином

Анијело у Умиду

Прави 4 порције

Јагњећа плећка је идеална за динстање. Месо има довољно влаге да издржи дуго и споро кување, и иако је тврдо ако се ретко кува, меко је када се динста. Ако је доступна само јагњећа лопатица са костима, може се прилагодити рецептима за чорбе. Рачунајте на килограм или два вишка меса на костима, у зависности од тога колико је кост. Јагњетину са костима кувајте око 30 минута дуже од јагњетине без костију, или док се месо не одвоји од костију.

21/2 фунте јагњеће лопатице без костију, исечене на комаде од 2 инча

једно/4 шоље маслиновог уља

Со и свеже млевени црни бибер по укусу

1 велики лук, исецкан

4 чена белог лука, исецкана

2 кашике сецканог свежег рузмарина

299

2 кашике сецканог свежег першуна

1 кашика сецкане свеже нане

јадно/2 шоље сувог белог вина

Око 1/2 шоље говеђе чорбе (месна чорба) или воду

2 кашике парадајз пасте

једно. У великом тигању или другом дубоком, тешком лонцу са поклопцем који добро пристаје, загрејте уље на средњој ватри. Осушите јагњетину папирним убрусима. Ставите у тепсију само онолико комада јагњетине колико ће вам удобно стати у један слој. Кувајте, често мешајући, док не порумени са свих страна, око 20 минута. Пребаците пржену јагњетину на тањир. Поспите сољу и бибером. На исти начин пржите и преостало јагњетину.

2. Када сво месо порумени, кашиком одрежите вишак масноће. Додајте лук, бели лук и зачинско биље и добро промешајте. Кувајте док лук не увене, око 5 минута.

3. Додајте вино и прокувајте, стругајући и мешајући смеђе комадиће са дна шерпе. Кувајте 1 минут.

четири.Додајте бујон и парадајз пасту. Смањите ватру на минимум. Покријте и кувајте 1 сат, повремено мешајући, или док јагњетина не омекша. Додајте мало воде ако се сос превише осуши. Послужите топло.

Рагу од умбријске јагњетине са пиреом од сланутка

Аниелло дел Цолле

Прави 6 порција

Палента и пире кромпир често иду уз чорбе у Италији, па сам се изненадио када је у Умбрији овај гулаш био сервиран са пиреом од сланутка. Сланутак из конзерве је одличан, или можете направити сушени сланутак унапред.

2 кашике маслиновог уља

3 фунте јагњеће лопатице без костију, исечене на комаде од 2 инча

Сол и свеже млевени црни бибер

2 чена белог лука, ситно исецкана

1 чаша сувог белог вина

1 1/2 шоље сецканог свежег или конзервираног парадајза

1 (10 оз) паковање вргања, нарезано

2 конзерве (16 унци) леблебија или 5 шољица куваног сланутка

једно. У великом тигању или другом дубоком, тешком лонцу са поклопцем који добро пристаје, загрејте уље на средњој ватри. Ставите онолико комада јагњетине колико желите у једном слоју у лонац. Кувајте, повремено мешајући, док не порумени са свих страна, око 20 минута. Пребаците пржену јагњетину на тањир. Поспите сољу и бибером. На исти начин пржите и преостало јагњетину.

2. Када сво месо порумени, оцедите вишак масноће из тигања. Поспите бели лук преко тигања и кувајте 1 минут. Додајте вино. Састружите дрвеном кашиком и баците запечене комадиће на дно тигања. Доведите до кључања и кувајте 1 минут.

3. Вратите јагњетину у лонац. Додајте парадајз и печурке и прокувајте. Смањите ватру на минимум. Покријте и кувајте, повремено мешајући, 1,5 сат или док јагњетина не омекша и сос се смањи. Ако има превише течности, уклоните поклопац последњих 15 минута.

четири. Непосредно пре сервирања, загрејте сланутак и његову течност у средњем тигању. Затим их пребаците у машину за храну да се пире, или изгњечите у пире за кромпир. Додајте мало екстра девичанског маслиновог уља и црног бибера по укусу. Загрејте ако је потребно.

5.За послуживање распоредите мало сланутка на сваки тањир. Окружите пире јагњећим паприком. Послужите топло.

лов на јагњетину

Аниелло алла Цаццатора

Прави 6 до 8 порција

*Римљани су правили ову јагњећу чорбицу са абакијом,
јагњетом тако младом да никада није јело траву. Мислим да
укус зреле јагњетине најбоље иде уз слани сецкани рузмарин,
сирће, бели лук и инћуне који употпуњују сос.*

Јагњећа лопатица од 4 фунте са костима, исечена на комаде од 2 инча

Сол и свеже млевени црни бибер

2 кашике маслиновог уља

4 чена белог лука, исецкана

4 свежа листа жалфије

2 (2 инча) гранчице свежег рузмарина

1 чаша сувог белог вина

6 филета инћуна

1 кашичица ситно исецканог свежег листа рузмарина

2-3 кашике винског сирћета

једно.Осушите комаде папирним убрусима. Поспите их сољу и бибером.

2.У великом тигању или другом дубоком, тешком лонцу са поклопцем који добро пристаје, загрејте уље на средњој ватри. Додајте онолико јагњетине колико вам је удобно у једном слоју. Кувајте, мешајући док не порумени са свих страна. Пребаците пржено месо на тањир. Наставите са преосталом јагњетином.

3.Када се сва јагњетина порумени, оцедите већину масти из тигања. Додајте половину белог лука, жалфију и рузмарин и промешајте. Додајте вино и кувајте 1 минут, стружући и бацајући посмеђене комадиће са дна тигања дрвеном кашиком.

четири.Вратите комаде јагњетине у лонац. Смањите ватру на минимум. Покријте и кувајте, повремено мешајући, 2 сата или док јагњетина не омекша и не одвоји се од кости. Додајте мало воде ако течност испари пребрзо.

5.Да направите песто сос: Самељите инћуне, рузмарин и преостали бели лук. Ставите их у малу посуду. Умешајте довољно сирћета да направите пасту.

6.Додајте песто у вариво и динстајте 5 минута. Послужите топло.

Рагу од јагњетине, кромпира и парадајза

Стуффато ди Агнелло е Вердуре

Прави 4 до 6 порција

Иако за динстање обично користим јагњећу лопатицу, понекад користим обрезивање које ми остане од бута или кољенице. Текстура ових резова је нешто жвакавија, али их је потребно мање кувати и још увек направити добар гулаш. Имајте на уму да се у овом рецепту из јужне Италије месо ставља у шерпу одједном, тако да се само лагано порумени пре него што се додају остали састојци.

1 велики лук, исецкан

2 кашике маслиновог уља

2 фунте бута без костију или јагњеће кољенице, исечене на комаде од 1 инча

Сол и свеже млевени црни бибер по укусу

једно/2 шоље сувог белог вина

3 шоље сушеног и сецканог конзервираног парадајза

1 кашика сецканог свежег рузмарина

308

1 фунта воштаног куваног кромпира, исеченог на комаде од 1 инча

2 шаргарепе, исечене на кришке дебљине 1/2 инча

1 шоља свежег или смрзнутог грашка, делимично одмрзнут

2 кашике сецканог свежег першуна

једно.У великом тигању или другом дубоком, тешком лонцу са поклопцем који добро пристаје, пирјајте лук на маслиновом уљу на средњој ватри док не омекша, око 5 минута. Додајте јагњетину. Кувајте, често мешајући, док комади не порумене. Поспите сољу и бибером. Додајте вино и прокувајте.

2.Умешајте парадајз и рузмарин. Смањите ватру на минимум. Покријте и кувајте 30 минута.

3.Додајте кромпир, шаргарепу, со и бибер по укусу. Крчкајте још 30 минута, повремено мешајући, док јагњетина и кромпир не омекшају. Додајте грашак и кувајте још 10 минута. Поспите першуном и одмах послужите.

Рагу од јагњетине и бибера

Спеззато д'Агнелло џон Пепероне

Прави 4 порције

Пикантност и слаткоћа бибера и богатство јагњетине чине ова два производа савршенима један за другог. У овом рецепту, када месо порумени, не треба ништа да се ради осим да се повремено меша.

једно/4 шоље маслиновог уља

2 фунте јагњеће лопатице без костију, исечене на комаде од 3,5 цм

Со и свеже млевени црни бибер по укусу

једно/2 шоље сувог белог вина

2 средња лука, сецкана

1 велика црвена паприка

1 велика зелена паприка

6 парадајза од шљиве, ољуштених, очишћених од семена и исецканих

једно.Загрејте уље у великој шерпи или холандској рерни на средњој ватри. Разговарајте о јагњету. Додајте онолико јагњетине у тигањ колико вам је удобно у једном слоју. Кувајте, мешајући, док не порумени са свих страна, око 20 минута. Пребаците пржену јагњетину на тањир. Наставите да кувате остатак јагњетине на исти начин. Поспите месо сољу и бибером са свих страна.

2.Када сво месо порумени, кашиком уклоните вишак масноће. Додајте вино у шерпу и добро промешајте, састругајући све запечене комадиће. Довести до кључања.

3.Вратите јагњетину у лонац. Помешајте лук, паприке и парадајз. Смањите ватру на минимум. Покријте шерпу и кувајте 1,5 сат или док месо не омекша. Послужите топло.

Јагњећа тепсија са јајетом

Агнелло Цацио и Уова

Прави 6 порција

Пошто се јаја и јагњетина везују за пролеће, природно је комбиновати их у рецептима. Популарно у овом или оном облику у централној и јужној Италији, јаја и сир чине лагану крему преко јагњећег паприкаша у овом јелу. Ово је типичан ускршњи рецепт, па ако желите да га припремите за празничну трпезу, кувани гулаш пренесите у лепу посуду за печење пре него што додате преливе. Комбинација јагњећег меса са бута и плећке ствара занимљивију текстуру.

2 кашике маслиновог уља

2 средња лука

3 фунте јагњећег бута и рамена без костију, обрезани и исечени на комаде од 2 инча

Сол и свеже млевени црни бибер по укусу

1 кашика ситно сецканог рузмарина

11/2 шоље домаћемесна чорбаилиПилећи бујонили говеђи или пилећи бујон купљен у продавници

2 шоље ољуштеног свежег грашка или 1 паковање (10 оз) смрзнутог грашка, делимично одмрзнутог

3 велика јаја

1 кашика сецканог свежег першуна

једно/2 шоље свеже ренданог пецорино романо

једно.Ставите сталак у средину рерне. Загрејте рерну на 425 ° Ф. У тигању или другом дубоком, тешком тигању са поклопцем који добро пристаје, загрејте уље на средњој ватри. Додајте лук и јагњетину. Кувајте, повремено мешајући, док јагњетина не порумени са свих страна, око 20 минута. Поспите сољу и бибером.

2.Додајте рузмарин и бујон. Добро промешати. Покријте и пеците, повремено мешајући, 60 минута или док месо не омекша. Додајте мало топле воде ако је потребно да се јагњетина не осуши. Додајте грашак и кувајте још 5 минута.

3.У средњој чинији умутите јаја, першун, сир, со и бибер по укусу док се добро не сједине. Сипајте смесу равномерно преко јагњетине.

четири.Пеците непокривено 5 минута или док се јаја не стегну. Послужите одмах.